Luis Fernando Londoño Franco

Presencia de metales pesados en hatos lecheros

Luis Fernando Londoño Franco

Presencia de metales pesados en hatos lecheros

En dos municipios lecheros de Antioquia-Colombia

PUBLICIA

Impressum / Aviso legal
Bibliografische Information der Deutschen Nationalbibliothek: Die Deutsche Nationalbibliothek verzeichnet diese Publikation in der Deutschen Nationalbibliografie; detaillierte bibliografische Daten sind im Internet über http://dnb.d-nb.de abrufbar.

Información bibliográfica de la Deutsche Nationalbibliothek: La Deutsche Nationalbibliothek clasifica esta publicación en la Deutsche Nationalbibliografie; los datos bibliográficos detallados están disponibles en internet en http://dnb.d-nb.de.

Coverbild / Imagen de portada: www.ingimage.com

Verlag / Editorial:
PUBLICIA
ist ein Imprint der / es una marca de
ICS Morebooks! Marketing SRL
4, Industriala street, 3100 Balti, Republic of Moldova
Email / Correo Electrónico: info@omniscriptum.com

Herstellung: siehe letzte Seite /
Publicado en: consulte la última página
ISBN: 978-3-8416-8419-6

Zugl. / Aprobado por: Universidad de León-España, 2014

Con todo amor y cariño a mi familia,

Luchita, Paulita, André, Mario, Nacho,

a mis hermanos, profesores y amigos,

a la memoria de mis padres:

Rosita y José

TABLA DE CONTENIDOS

Página

0. Tabla de contenidos ... 5
0. Indice de tablas ... 8
0. Indice de figuras ... 10
0. Abreviaturas usadas ... 11
1. INTRODUCCIÓN ... 15
2. OBJETIVOS ... 23
    2.1. Objetivo general ... 25
    2.2. Objetivos específicos ... 25
3. REVISIÓN BIBLIOGRÁFICA ... 27
    3.1. Localización geográfica de Colombia ... 29
    3.2. Situación de la ganadería colombiana ... 29
    3.3. Metales valorados en carne y leche como indicadores de contaminación ambiental ... 31
    3.4. Definición, origen y utilidad de los metales pesados ... 33
    3.5. Generalidades de los metales pesados estudiados ... 37
        3.5.1. Arsénico ... 38
        3.5.2. Cadmio ... 41
        3.5.3. Plomo ... 44
        3.5.4. Mercurio ... 48
        3.5.5. Cobre ... 52
    3.6. Principales metales pesados en la leche ... 55
        3.6.1. Arsénico ... 59
        3.6.2. Cadmio ... 60
        3.6.3. Plomo ... 62
        3.6.4. Mercurio ... 64
        3.6.5. Cobre ... 64
    3.7. Interacciones entre los elementos pesados ... 65
    3.8. Efectos provocados por metales pesados en la salud pública ... 67
        3.8.1. Arsénico ... 67
        3.8.2. Cadmio ... 68
        3.8.3. Plomo ... 70

3.8.4. Mercurio ... 72
3.8.5. Cobre ... 75
3.9. Sustancias presentes en los biosólidos ... 76
3.9.1. Metales ... 77
3.9.2. Nutrientes y materia orgánica ... 78
3.9.3. Componentes orgánicos ... 78
3.9.4. Componentes patógenos ... 78
3.9.5. Clasificación de los bisólidos ... 78
3.10. Metales pesados en diferentes matrices ... 92
3.10.1. Arsénico ... 96
3.10.2. Cadmio ... 98
3.10.3. Plomo ... 102
3.10.4. Mercurio ... 106
3.10.5. Cobre ... 108
4. MATERIALES Y MÉTODOS ... 113
4.1. Zona de estudio ... 115
4.2. Tipos y recolección de las muestras ... 118
4.2.1. Recolección de las muestras de leche individuales ... 118
4.2.2. Recolección de leche de tanque ... 118
4.2.3. Recolección de las muestras de pastos ... 119
4.2.4. Recolección de las muestras de agua ... 119
4.2.5. Recolección de las muestras de suelo ... 119
4.3. Periodo de muestreo ... 120
4.4. Procesado de las muestras y procedimientos analíticos ... 120
4.4.1. Procesado de las muestras ... 120
4.4.2. Procedimientos analíticos ... 120
4.5. Análisis estadístico. ... 121
5. RESULTADOS Y DISCUSIÓN ... 123
5.1. Metales pesados (As, Pb, Cu, Cd y Hg) en leche cruda individual proveniente de hatos lecheros bovinos de los municipios de San Pedro y Entrerríos (Antioquia, Colombia) ... 125
5.1.1. Niveles de arsénico ... 127
5.1.2. Niveles de plomo ... 132
5.1.3. Niveles de cobre ... 134
5.1.4. Niveles de cadmio ... 138
5.1.5. Niveles de mercurio ... 141

5.2. Metales pesados (As, Pb, Cu, Cd y Hg) encontrados en la leche individual comparando los municipios de Entrerríos y San Pedro 143

5.3. Valores de As, Pb, Cu, Cd y Hg en leche fresca individual en dos épocas distintas (verano e invierno) en hatos lecheros de los municipios de Entrerríos y San Pedro, Antioquia, Colombia 146

5.4. Valores de As, Pb, Cu, Cd y Hg en leche fresca individual con diferente tipo de fertilización (biosólidos o combinación de abono químico y orgánico) en hatos lecheros de los municipios de Entrerríos y San Pedro, Antioquia, Colombia 153

5.5. Metales pesados en diferentes matrices (suelo, pasto, agua y leche de tanque) en hatos lecheros de los municipios de Entrerríos y San Pedro 161

5.5.1. Contenidos de cobre 168

5.5.2. Contenidos de mercurio 171

5.5.3. Contenidos de plomo 173

5.5.4. Contenidos de cadmio 176

5.5.5. Contenidos de arsénico 178

5.6. Correlaciones entre los metales y las matrices estudiadas 181

6. CONCLUSIONES 187

7. RESUMEN 191

8. SUMMARY 195

9. AGRADECIMIENTOS 199

10. BIBLIOGRAFÍA 203

ÍNDICE DE TABLAS

Página

Tabla 1. Concentración de arsénico en diferentes zonas ecológicas (Camean y Repetto, 2006) 38

Tabla 2. Elementos minerales en leche humana y leche de vaca (Guy y Fenaille, 2006) 55

Tabla 3. Concentración normal de elementos minerales en leche de diferentes especies rumiantes domésticas (Puls, 1994) 56

Tabla 4. Concentración de cadmio en leche de ganado vacuno por país y autor .. 61

Tabla 5. Concentración de plomo en muestras de leche de vacuno, en varios países y por varios autores 62

Tabla 6. Niveles de plomo en leche de vacuno en Italia (Pilsbacher y Grubhofer, 2002; Licata et al., 2004) 63

Tabla 7. Resultados de cobre en leche de vaca y cabra en diferentes países y por diferentes autores 65

Tabla 8. Concentración máxima de metales para biosólidos en Colombia (García, 2004) 80

Tabla 9. Características químicas de los biosólidos de Colombia y su comparación con biosólidos de USA y de la UE. 81

Tabla 10. Análisis de test de lixiviación para biosólidos de la planta San Fernando, Medellín (Colombia). (García, 2004). 82

Tabla 11. Calidad promedio del agua en el río Medellín en 1991 (Empresas Públicas de Medellín, EPM, 1994) 83

Tabla 12. Descargas industriales y municipales al río Medellín (Empresas Públicas de Medellín, EPM, 1991) 84

Tabla 13. Cargas contaminantes generadas en el área metropolitana, Medellín - Valle de Aburrá (Empresas Públicas de Medellín, EPM, 1991) 85

Tabla 14. Comparación de la composición física de los residuos sólidos a nivel nacional e internacional (Carrasquilla y Herrera, 1992) 86

Tabla 15. Sectores industriales más importantes respecto a la contaminación y caudal de vertido (Carrasquilla y Morillo, 1994) 87

Tabla 16. Selección de componentes inorgánicos detectados en el lixiviado de vertederos de residuos tóxicos 88

Tabla 17. Niveles máximos recomendables de metales pesados en alimentos animales (AAFCO, 1996) 91

Tabla 18. Ingesta de plomo, cadmio, mercurio y arsénico y % de ingestas semanales tolerables provisionales en el País Vasco (España) 1990 - 1995 (Jalón et al., 1997) . 92

Tabla 19. Estadística descriptiva de la concentración de los metales pesados (en ppm) en muestras de leche cruda individual recolectada en los hatos lecheros de los municipios de Entrerríos y San Pedro. Antioquia, Colombia. 125

Tabla 20. ANOVA para determinar el efecto finca sobre los contenidos de arsénico 129

Tabla 21. Pruebas de Tukey y Duncan para las medias de As y los hatos estudiados 130

Tabla 22. Prueba de ANOVA para los valores de plomo en hatos lecheros de los municipios de Entrerríos y San Pedro 133

Tabla 23. Prueba de ANOVA para los contenidos de cobre en hatos lecheros de Entrerríos y San Pedro. 135

Tabla 24. Resultados de la prueba de Tukey y Duncan para contenidos de cobre en los hatos lecheros estudiados 136

Tabla 25. ANOVA para los contenidos de cadmio en hatos lecheros de Entrerríos y San Pedro 139

Tabla 26. ANOVA para el contenido de mercurio en hatos lecheros de Entrerríos y San Pedro 141

Tabla 27. Estadística descriptiva comparativa de los contenidos de los metales pesados en (ppm), hallados en la leche fresca individual en hatos lecheros en los municipios de Entrerríos y San Pedro 143

Tabla 28. Concentraciones de metales pesados (en ppm) durante dos épocas diferentes verano e invierno de las muestras de leche fresca de vaca en los municipios de Entrerríos y San Pedro 147

Tabla 29. ANOVA respeto al contenido de metales pesados en función de la época muestreada (verano/invierno) en hatos lecheros de Entrerríos y San Pedro (Colombia) 151

Tabla 30. Concentración de metales pesados en hatos lecheros de acuerdo al tipo de fertilización biosólidos o abono mixto (químico + orgánico) 154

Tabla 31. Estadísticos descriptivos para la concentración de metales pesados de acuerdo con el tipo de fertilización (biosólidos, químico + orgánico) en los hatos lecheros estudiados 156

Tabla 32. ANOVA para determinar diferencias en las concentraciones de metales pesados de acuerdo con el tipo de fertilización en hatos lecheros de San Pedro y Entrerríos 157

Tabla 33. Presencia de metales pesados en relación con su medio de fertilización (Ansorena y Marino, 1990) 159

Tabla 34. Resultados descriptivos en la determinación de metales pesados en las matrices suelo, pasto, agua y leche de tanque en hatos lecheros de los municipios de Entrerríos y San Pedro 161

Tabla 35. Correlaciones entre los contenidos de metales en leche individual con las matrices leche de tanque, suelo, pasto, agua, con las fincas y con los municipios de estudio 184

ÍNDICE DE FIGURAS

Página

Figura 1. Contribución (en %) de los distintos grupos de alimento a la ingesta de cadmio (Jalón et al., 1997) 43

Figura 2. Contribución (en %) de los distintos grupos de alimentos a la ingesta de plomo (Jalón et al., 1997) 46

Figura 3. Interacciones entre los diferentes minerales (Shimada, 2003) 66

Figura 4. Eliminación de lodos residuales en la UE en 1994 (Smith, 1996)........ 79

Figura 5. Ubicación de las zonas de estudio en América del Sur y Colombia ... 116

Figura 6. Documento dosde se anotaban las caracterisiticas de las fincas, del ganado y del manejo realizado. 117

Figura 7. Valores medios de metales pesados (en ppm) para As, Pb, Cu, Cd y Hg, en leche cruda de vaca, en función de la finca muestreada 127

Figura 8. Determinación de los valores de As, Pb, Cu, Cd y Hg en leche fresca individual en dos épocas distintas (verano e invierno) en hatos lecheros de los municipios de Entrerríos y San Pedro 146

Figura 9. Representación gráfica de los metales pesados estudiados por época (verano e invierno) y por finca 149

Figura 10. Representación gráfica de los valores de cobre (en ppm) en las diferentes matrices de estudio 168

Figura 11. Representación gráfica de los valores de mercurio (en ppm) en las diferentes matrices de estudio 171

Figura 12. Representación gráfica de los valores de plomo (en ppm) en las diferentes matrices de estudio 183

Figura 13. Representación gráfica de los valores de cadmio (en ppm) en las diferentes matrices de estudio 176

Figura 14. Representación gráfica de los valores de arsénico (en ppm) en las diferentes matrices de estudio 178

Figura 15. Tendencias de relación por vectores entre las matrices suelo, leche de tanque, pasto y agua en las fincas productoras de leche de los municipios de Entrerríos y San Pedro 181

ABREVIATURAS USADAS

AAP .... Asociación Americana de Pediatría
ANOVA .... análisis de varianza
As .... arsénico
As $^{3+}$ .... arsénico trivalente
As $^{5+}$ .... arsénico pentavalente
As_2O_3 .... trióxido de arsénico
ATSDR .... Agencia para SustanciasTóxicas y Registro de Enfermedades
.... (Agency forToxic Substances and Disease Register)
BON .... Ganado criollo blanco orijenegro
CAPV .... Encuesta contribución de los alimentos País Vasco
CCA .... Comisión del Codex Alimentarios
Cd .... cadmio
$CdCl_2$ .... cloruro de cadmio
CE .... Comisión Europea
CITIL .... Centro de Investigaciones Tecnológicas de la Industria Láctea
Cr .... cromo
Cu .... cobre
CuZn SOD .... cobre zinc superóxido dismutasa
DANE .... Departamento Nacional de Estadística
D.E. .... Desviación estándar
DIAN .... Departamento de Impuestos y Aduanas Nacionales
DNP.. Departamento Nacional de Planeación
EAA.. Espectroscopia de absorción atómica
EPA .... Agencia de Protección Ambiental (Environmental Protection Agency)
EPER .... Registro Estatal de Emisiones y Fuentes Contaminantes
.... (European Pollutant Emission Register)
EPM... Empresas Públicas de Medellín
EQPAFI .... Calidad de los piensos o alimentos para animales
....(Quality of animal feed and animal feedstuffs)
FAO .... Organización de la Naciones Unidad para la Agricultura y la Alimentación
....(Food and Agricultura Organization)
FEDEGAN .... Federación de ganaderos
FDA ....Agencia para el contro de drogas y alimentos

.... U.S. Food and Drug Administration

Fe .... hierro

g .... gramo

g/cm^3 .... gramos por centímetro cúbico

g/l .... gramos por litro

GAIA .... Laboratorio de Gestión en Investigación Ambiental

GSH .... glutatión peroxidasa

GMP .... Buenas prácticas de manufactura (Good manufacturing practices)

ha .... hectárea

Hg .... mercurio

HgS .... sulfuro de mercurio (cinabrio)

IGAG .... Instituto geográfico Agustín Codazi

IPCS .... Programa internacional de seguridad química
.... (International Program of Chemistry Safety)

ITSP .... Ingesta total semanal provisional

K .... potasio

Kg .... kilogramo

Km^2 .... Kilometro cuadrado

L .... Litro

l.d. .... límite de detección

LMP .... límite máximo permisible

MADR .... Ministerio de agricultura y desarrollo rural

Max .... valor máximo

mg/kg .... miligramos por kilogramo

mg/kg/MS .... miligramos por kilogramo de materia seca

mg/l .... miligramos por litro

ml .... mililitro

Min .... mínimo

mm .... milímetro

mmol .... milimoles

Mo .... molibdeno

MS .... materia seca

msnm .... metros sobre el nivel mar

µg .... microgramo

µm .... micrómetro

µmol .... micromoles

n ..... número de muestran
n.d. ..... no determinado
n.s. ..... no significativo
ng/ml ..... nanogramos por mililitro
ng/m^3 ..... nanogramos por metro cúbico
NRC ..... Consejo de Investigación en Nutrición (Nacional Research Council)
ºC ..... grados Celsius
OMC ..... Organización Mundial de Comercio
OMS ..... Organización Mundial de la Salud
P ..... fósforo
Pb ..... plomo
PIB ..... producto interno bruto
PF ..... peso fresco
pg ..... picogramo
pH ..... potencial de hidrogeniones
ppb ..... partes por billón
ppm ..... partes por millón
P.V. ..... peso vivo
r ..... indicador de correlación
S ..... azufre
S_2Cu ..... sulfuro de cobre
Se ..... selenio
SNC ..... sistema nervioso central
SOD ..... superóxido dismutasa
SPS ..... acuerdo sobre la aplicación de medidas sanitarias y fitosanitarias
Tm ..... tonelada métrica
UE, U.E. ..... Unión Europea
UI/l ..... unidades internacionales por litro
UK ..... Reino Unido (United Kindong)
USA ..... Estados Unidos de América (United States of America)
USDA ..... Departamento de Agricultura de los Estados Unidos
..... (United State Department of Agriculture)
vs ..... versus
WHO ..... World Health Organization
Zn ..... zinc

1. INTRODUCCIÓN

1. INTRODUCCIÓN

Dentro del sector agropecuario, la ganadería en Colombia realiza un importantísimo aporte económico al país, hasta tal punto que es uno de los sectores que más aporta al producto interno bruto (PIB) agropecuario (27%) y un 4% del PIB nacional. Se calcula que aproximadamente 600.000 familias viven de la producción ganadera (DANE, 2007; MADR, 2009).

La producción de leche en Colombia, después de la producción de carne, es una de las actividades más representativas de la ganadería, lo que significa alrededor de un 12% del total de la Producción Nacional Agropecuaria (Fedegán, 2010).

Los sistemas de producción lechera en Colombia se pueden ubicar en alguno de los siguientes modelos:

- Modelo especializado, en el cual la vaca es ordeñada sin ternero al pie, y el ternero macho es descartado, usualmente, a los pocos días del nacimiento. Representa el 2% del hato nacional.

- Modelo doble propósito: el ternero macho es vendido después del destete y posteriormente la vaca es ordeñada. Representa un 38% del hato nacional, y contribuye con el 55% de la producción de leche del país (Zuluaga, 2009).

En este escenario la Administración Pública en Colombia debe garantizar una adecuada sanidad de todos los productos provenientes de la producción pecuaria, y entre ellos se destaca la leche, que es uno de los alimentos de mayor consumo por la población y en especial por la infancia. Por ello es preciso contar con una adecuada inocuidad y trazabilidad.

Por otra parte, las exigencias por parte del consumidor para utilizar productos agropecuarios inocuos y libres de contaminantes, han provocado que la comunidad productora (cadena láctea) y la legislación sanitaria y científica deban aunar esfuerzos para producir, transportar, procesar, almacenar, comercializar e investigar productos lácteos con máxima seguridad sanitaria, para ofrecérselos al consumidor final libres de contaminantes y sustancias tanto perjudiciales para la salud de los animales, como por supuesto para el ser humano.

Colombia no es ajena a esta situación y por ello reconoce y está plenamente de acuerdo con las directrices del Codex Alimentarius. Además, considera que el estatus sanitario en términos de inocuidad para la leche y sus derivados es, en general, desconocido, con una serie de factores de riesgo asociados, que incluyen tanto peligros biológicos, como peligros químicos y contaminantes (residuos de medicamentos, plaguicidas, hormonas, toxinas, aditivos y metales pesados).

Por otro lado, existe un grupo de factores de riesgo asociados al ambiente, que están definidos por el uso y la contaminación del agua, del aire y del suelo donde habita el productor y su ganado, y que en la mayoría de los casos están fuera del control oficial.

En esta investigación las regiones de estudio, San Pedro y Entrerríos, están ubicadas en el Altiplano Norte de Antioquia, entre 6° 47' 19" latitud norte y 1° 56' 42" longitud oeste, con una extensión de 448 km², temperatura promedio de 16°C y a 2.395 metros sobre el nivel del mar, conformados por 35 veredas, 8 parajes y 4 corregimientos (Alcaldías de San Pedro y Entrerríos, 2009).

Los municipios de estudio han presentando tres periodos de desarrollo económico y social claramente diferenciados. En la primera etapa, coincidiendo con el periodo de la colonización española, fueron importantes los centros de explotación de minas de oro. Este periodo se prolongó hasta el siglo XIX, donde tras el agotamiento de las reservas auríferas, la población se ve obligada a cambiar de actividad.

Sustentados en la producción agropecuaria comienza la segunda etapa, en la que la población se dedicó a la producción ganadera, con razas poco especializadas, y entre las que destaca el ganado nativo Orijenegro (BON).

En una tercera etapa, que llega hasta la actualidad, los pobladores dedicaron sus esfuerzos a la producción de cerdos, de los cuales, se utilizan sus excretas como fuente de fertilizante para el suelo y los pastos. También continuaron con la producción ganadera, utilizando ganado lechero más especializado (principalmente raza Holstein, con sus cruces, y Jersey) y con grandes mejoras técnicas. En la actualidad es una de las principales actividades económicas de la región.

Algunas fincas ganaderas ubicadas en los predios de estudio, fertilizan los suelos con aguas residuales, subproductos del tratamiento de aguas recicladas y lodos de la ciudad de Medellín, recogidos de la planta San Fernando. Es importante mencionar que estas aguas provienen de la contaminación del río Medellín y sus tributarios, que reciben las descargas de industrias de todo tipo y de los afluentes de cuatro importantes núcleos de población, como son los municipios de La Estrella, Sabaneta, Envigado e Itagüí.

Es conocido que el aumento intenso y constante de las actividades desarrolladas por el hombre, incluyendo las industriales, ha favorecido la producción y emisión de sustancias contaminantes hacia los ecosistemas, facilitando la entrada de dichas sustancias tóxicas en la cadena trófica. El contenido residual de algunos elementos en la leche y carne es un importante indicador directo del grado de contaminación. Igualmente es un indicador indirecto de las condiciones ambientales locales o periféricas, principalmente del suelo, agua, aire y vegetación de la zona donde se localiza el ganado (González-Montaña, 2009).

Teniendo en cuenta lo citado por Rodríguez Sánchez en el año 2003 y las recomendaciones de la Organización Mundial de la Salud se ha comprobado que la leche de bovinos que pastorean e ingieren agua en las orillas de lagos y ríos contaminados con desechos industriales, lodos y aguas fecales contiene metales pesados, tales como plomo, cadmio, mercurio y zinc. En estos estudios se ha comprobado que la concentración de metales pesados ingeridos por el ganado vacuno tiene gran influencia sobre las concentraciones de dichos elementos en la leche, y además se ha demostrado que una parte de estos elementos son excretados en la leche unidos a compuestos orgánicos, tales como proteínas y, en menor proporción, a grasas.

El problema ambiental por contaminación con metales pesados presenta evidencia científica suficiente de que la contaminación del suelo puede repercutir fácilmente en toda la cadena trófica (suelo, agua, aire, plantas), desde ahí pasar a los animales, acumularse en sus tejidos, órganos, y posteriormente pasar a sus producciones (carne, huevos y leche), y que evidentemente llegarán al hombre como elementos finales de la cadena trófica; posibilitando graves problemas de salud (Cerutti, 1999; Gutiérrez-Chávez, 2009; González-Montaña, 2009).

Ya en 1990 Samiullah describió que los animales pueden ser utilizados como biomarcadores de contaminación ambiental, permitiendo establecer de forma real el impacto de los agentes tóxicos sobre el animal vivo y sus producciones.

Wentink et al. (1988) y Oskarsson et al. (1992) mencionan que metales como el plomo, el cadmio, el arsénico o el mercurio, además de ejercer efectos tóxicos, pueden transferirse y ser un factor de riesgo de intoxicación en la salud pública. Algunos efectos negativos sobre los animales y el hombre, pueden ser tales como daños a nivel del sistema nervioso, en la función hepática y renal, en el sistema músculo-esquelético, en la función reproductiva, alteraciones mutagénicas, efectos carcinogénicos e inmunológicos, específicamente en los infantes y adultos seniles, que representan las poblaciones más sensibles a dichos efectos (EQPAFI, 1996; OMS, 2005).

El presente trabajo pretende contribuir al conocimiento y sentar las bases sobre la situación real de algunos contaminantes, en especial de metales pesados presentes en la leche dispuesta para el consumo humano en los municipios lecheros de San Pedro y Entrerríos, Antioquia, Colombia. Estos dos municipios son, quizá, los más importantes productores de leche en el Departamento de Antioquia y, hasta donde es conocido por nosotros, apenas se han realizado investigaciones en relación con el contenido de metales pesados en alimentos, incluyendo a la leche para consumo humano y a los procesos industriales para su transformación.

2. OBJETIVOS

2. OBJETIVOS

2.1. Objetivo general

Valorar la presencia de metales pesados (arsénico, cadmio, plomo, mercurio y cobre) en leche fresca individual, en leche de tanque, en suelo, en agua y en pasto de fincas destinadas a la producción lechera de los municipios de Entrerríos y San Pedro (Antioquia, Colombia) y comprobar las posibles diferencias existentes entre ellas.

2.2. Objetivos específicos

1. Cuantificar los niveles de metales pesados (arsénico, cadmio, plomo, mercurio y cobre) en leche cruda individual proveniente de hatos lecheros representativos de la ganadería bovina en los municipios de San Pedro y Entrerríos, Antioquia, Colombia.

2. Determinar los valores de leche fresca individual en dos épocas anuales distintas (verano, invierno) en hatos lecheros de los municipios de Entrerríos y San Pedro, Antioquia, Colombia.

3. Cuantificar los niveles de metales pesados (arsénico, cadmio, plomo, mercurio y cobre) en leche de tanque de las ganaderías donde se recolectaron las muestras individuales de leche.

4. Cuantificar los niveles de metales pesados (arsénico, cadmio, plomo, mercurio y cobre) en agua, en suelo y en pastos de las diferentes ganaderías donde se recolectaron las muestras individuales de leche.

5. Correlacionar los niveles de metales pesados (plomo, mercurio, arsénico, cadmio y cobre) encontrados en las diferentes matrices con los valores hallados en las muestras de leche.

3. REVISIÓN BIBLIOGRÁFICA

3. REVISIÓN BIBLIOGRÁFICA.

3.1. Localización geográfica de Colombia.

Colombia se localiza en el extremo noroeste de América del Sur, coordenadas 4 00 N, 72 00 O (http://www.indexmundi.com/es/colombia /coordenadas _geograficas.html).

Está ubicada entre dos mares, el Atlántico y el Pacífico, cuenta con tres cordilleras, todo tipo de climas y vegetación, lo cual enriquece extraordinariamente su biodiversidad y posee el 0,7% de las tierras del planeta.

Pertenece a la zona tropical y tiene una extensión total de 2.070.408_km^2, de los cuales 1.141.748 km^2 son de área continental (55,15% del área total) y 928.660 km^2 corresponde al área marítima 44,85% (DNP, 2000).

Se ve surcado por tres cordilleras (38,3%), también posee desiertos (0,17%), selvas (60,33%), complejos de páramos (2%), 54 sistemas de parques nacionales naturales (115.185 km^2), 32 departamentos, 1091 municipios y 641 resguardos indígenas (IGAG, 2010). El censo es de 41.468.384 habitantes, de los cuales 21.132.267 son hombres (50,96%) y 20.336.117 son mujeres (49,04%) (DANE, Censo 2005). Para el 2013 la población estimada es de aproximadamente 47.000.000 personas.

3.2. Situación de la ganadería colombiana.

A nivel económico la ganadería representa el 4% del producto interno bruto nacional (PIB). Dentro del sector agropecuario participa con un 27% del PIB, y un 64% del PIB pecuario (MADR, 2009; Fedegán, 2010).

La mayor parte del sistema de producción ganadera se realiza mediante pastoreo extensivo tradicional (61,4%), pastoreo extensivo mejorado (28,4%), pastoreo intensivo mejorado (3,5%) y confinamiento o estabulado (menor del 1%) (Arango, 2000).

La ganadería bovina en Colombia está conformada por un hato ganadero de 24.765.294 animales, de los cuales 16.039.262 son hembras y 8.726.032 son machos y con una capacidad de carga de 0,65 animales por ha (MADR, 2009).

De acuerdo con DANE (2007) el 60% del hato nacional está destinado a producción de carne (cría, levante y engorde), el 38% al doble propósito (producción de carne y leche) y el resto (2%) a lechería especializada.

Dentro de las hectáreas empleadas en actividades pecuarias el 81% está cubierto por pastos y el 19% restante corresponde a áreas cubiertas por malezas y rastrojos (MADR, 2009).

De las 39.196.350 hectáreas que están ocupadas por pastos, malezas y rastrojos, en el 29% de estas áreas se desarrolla la actividad de cría y levante, en el 28% actividades de doble propósito, el 13% corresponde a ganadería integral, el 12% a ceba, el 5% a la producción de leche y por último el 13% a actividades diferentes a la ganadería bovina (MADR, 2009).

El 62,5% del país se encuentra libre de aftosa, con vacunación obligatoria frente a esta enfermedad.

El sector ganadero genera aproximadamente 950.000 empleos directos (representa el 25% del total de los empleos del sector agropecuario). Algunas debilidades del sector ganadero son la baja natalidad (54%), una alta mortalidad (5%), la baja producción de leche (3,5 litros en promedio por animal/día), los escasos incrementos de peso por animal/día (350 g), un amplio periodo de intervalo entre partos (en promedio 450 días), la baja utilización de tecnología en maquinaria y equipos en general y la comercialización de leche caliente y sin pasteurizar (MADR, 2011; Fedegán, 2010).

Algunos indicadores socio-económicos de la ganadería de leche en Colombia hacen referencia a que cerca de 600.000 ganaderos están dedicados a la producción de leche, y que la gran mayoría son pequeños productores.

En el año 2008 los ganaderos produjeron 6.500 millones de litros de leche, (6,5 millones de Tm) es decir, cerca de 18 millones de litros diarios. De los 6.500 millones de litros, la industria procesa alrededor de 3.000 millones de litros, por tanto, apenas el 46% del total. Cerca del 10% (650 millones de litros) se destina al autoconsumo en las fincas. El resto (2.350 millones de litros) forman parte de la venta y procesado ilegal y se utiliza para derivados artesanales o se distribuye cruda en todo el país (Fedegán, 2010).

El consumo promedio anual por habitante es de 145 litros, frente a la recomendación mundial de 170 litros por habitante/año (OMS, 2005). Los estratos altos de la población consumen alrededor de 166 litros por habitante al año, mientras que por su parte los estratos de bajos ingresos consumen sólo 35 litros por habitante al año (DANE, 2009; Fedegán, 2010).

3.3. Metales valorados en carne y leche como indicadores de contaminación ambiental.

Pueden ser múltiples los minerales medidos tanto en carne como en leche. Los principales elementos valorados son calcio, fósforo, potasio, sodio y cloro, y se denominan macrominerales. Otros minerales, denominados microminerales u oligomentos son mercurio, arsénico, cadmio, plomo, cromo, aluminio, níquel, molibdeno, zinc, hierro, manganeso y cobre.

Algunos de ellos pueden ser tóxicos a cualquier concentración, mientras que otros, que se denominan esenciales (por ser necesarios para el hombre) y por lo tanto únicamente se consideran tóxicos a partir de determinados niveles.

Muchos de estos elementos están relacionados con la contaminación industrial, minera, agrícola y ganadera presente en la zona. Así son muchos los ejemplos que se podrían citar acerca de elevados niveles de plomo, cadmio, mercurio y otros metales en zonas de amplia actividad siderúrgica, en las proximidades de centrales térmicas de carbón, en zonas de gran extracción minera (hierro, plomo, oro y sobre todo carbón), en las proximidades de autopistas y vías con gran afluencia de vehículos, así como en ciudades con gran concentración de automóviles y plantas industriales de todo tipo. También la utilización indiscriminada de diversos fertilizantes usados en la agricultura o el uso de purines como fertilizantes proveen de algunos metales (cobre, zinc y cadmio) que se incorporan a los vegetales entrando con ello en la cadena trófica (González–Montaña et al., 2009).

Los metales pesados y otros tóxicos amenazan cada vez más nuestra salud. En estudios recientes se ha comprobado que hoy en día tenemos de 400 a 1.000 veces más plomo en los huesos que hace 400 años. Esto tiene graves efectos en el cerebro y en la evolución mental de los niños, especialmente en el desarrollo de la inteligencia (Hocker, 1989).

Según la literatura revisada la aplicación de sustancias biosólidas, fertilizantes, estiércol de ganado, agroquímicos y la irrigación con aguas de efluentes urbanos e industriales son algunas de las actividades que contaminan el ambiente y específicamente los suelos agrícolas y de pastoreo. De esta manera se producen alteraciones en la vegetación, como consecuencia de la presencia de esos elementos, y con la consecuente transferencia de estos elementos tóxicos a la dieta del hombre, tanto por el consumo de los propios cultivos, como por la ingestión de alimentos de origen animal provenientes de ganado alimentado con pastos y forrajes, cultivados sobre dichos suelos contaminados. La concentración de estos elementos también puede derivar de otros factores relacionados directamente con la cadena de producción, como pueden ser las prácticas de ordeño, del sacrificio, del transporte de la carne y de la leche, así como de los diferentes tipos de equipo para su procesamiento e industrialización (Schäfer et al., 1986; Clarkson, 1992; Carpi, 1997; Mukherjee et al., 2000; Sánchez-Martín et al., 2000; Radostits et al., 1999; Pirrone et al., 2001; Wlostowski et al., 2005).

La exposición de los animales a diferentes elementos tóxicos pueden provocar trastornos clínicos tales como pérdida del apetito, anemia, crecimiento retardado, disminución de la productividad y de los índices reproductivos, afección del sistema inmune lo que incrementaría su susceptibilidad a enfermedades, aparición de alteraciones mutagénicas, carcinogénicas y teratogénicas, abortos o algo peor la afección subclínica del organismo, con ausencia de cualquier signo clínico (Wentink et al., 1988 y Oskarsson et al., 1992).

Está demostrado que metales como el plomo, el cadmio, el arsénico o el mercurio, además de ejercer efectos tóxicos, como se ha mencionado, pueden transferirse y ser un factor de riesgo de intoxicación en la salud pública. Algunos efectos negativos sobre el hombre, pueden ser daños a nivel del sistema nervioso, en la función hepática y renal, en el sistema músculo-esquelético, alteraciones mutagénicas, efectos carcinogénicos e inmunológicos, específicamente en las poblaciones infantil y senil, que son los grupos de edad más sensibles a dichos efectos (Jensen, 1991; IPCS, 1998; WHO, 2001).

3.4. Definición, origen y utilidades de metales los pesados.

A pesar de su importancia sanitaria, industrial y económica no existe una definición de "metal pesado". Se han intentado definir recurriendo a la tabla periódica de elementos, indicando que es cualquier elemento químico metálico que tenga una alta densidad relativa superior a 4 g/cm^3 y una masa y peso atómico elevados, y que sea tóxico o venenoso en concentraciones bajas. Algunos de estos elementos químicos son el aluminio (Al), bario (Ba), berilio (Be), cobalto (Co), cobre (Cu), estaño (Sn), hierro (Fe), manganeso (Mn), cadmio (Cd), mercurio (Hg), plomo (Pb), arsénico (As), cromo (Cr), molibdeno (Mo), níquel (Ni), plata (Ag), selenio (Se), talio (Tl), vanadio (Va), oro (Au) y zinc (Zn) (Concon, 1981; Robards y Worsfold, 1991).

En resumen, los "metales pesados" no tienen una función fisiológica establecida y es mejor tratar de evitar su utilización, debido a su riesgo en provocar alteraciones de la salud humana y animal; tal es el caso del mercurio, plomo, o cadmio, entre otros. Así generalmente el término de "metal pesado" se hace sinónimo a cualquier elemento químico metálico que tenga una alta densidad relativa y sea tóxico o venenoso en concentraciones bajas (Dickson, 2003).

Origen de los metales pesados.

Los metales pesados se encuentran de manera natural en la litósfera, hidrósfera y atmósfera en concentraciones tales que, por lo general, no perjudican las diferentes formas de vida (Dwivedi et al., 2001; Naumanen et al., 2002).

Asimismo, los desarrollos industriales propiciados por la industria metalúrgica, de fundición, minera y las actividades antropogénicas (humanas) son las principales emisoras al ambiente de gases y cenizas con abundantes cantidades de metales pesados, que han ocasionado un paulatino aumento puntual de dichas concentraciones en los diferentes componentes del suelo (Singh et al., 1997; Wasson et al., 2005; Rogers et al., 2007).

El estado de los metales en el suelo se puede presentar de seis formas básicas:

1. En la solución del suelo, en cantidades muy pequeñas.
2. En la fracción intercambiable, en cantidades importantes.
3. En la fracción absorbida, ligada o quelada.
4. Precipitados o sedimentados si se han vertido aguas residuales ricas en metales.
5. En la fracción de los minerales secundarios, arcillosos y en los óxidos metálicos insolubles.
6. En la fracción de los minerales primarios.

Las tres primeras formas suelen estar en equilibrio y una alteración de ellas implica cambios en las dos últimas. Los precipitados o sedimentados suelen suponer una alteración notable en todas las demás fracciones (Seoanez y Angulo, 1999).

Por otra parte, las características particulares de ciertos terrenos, la contaminación de praderas y tierras de cultivo con metales pesados procedentes de industrias de fundición, purines, residuos y materias primas como fosfatos, son las principales vías de entrada en la cadena alimenticia, incorporándose inicialmente en el suelo y a las plantas que son consumidas por los animales domésticos (EQPAFI, 1996; Kaneko et al., 1997).

Para asegurar que las materias primas y piensos utilizados en alimentación animal no suponen un riesgo para el consumidor es necesario implementar sistemas de control de puntos críticos en las fábricas de piensos o incluso planes de muestreo a nivel nacional, que verifiquen el cumplimiento de la legislación vigente. Un ejemplo a este respecto puede ser la aplicación de las buenas prácticas de manufactura (GMP) en Holanda, donde se propone un programa de muestreo de determinadas materias primas, que varía en función del sustrato y del elemento a valorar. Por ejemplo, para el cadmio, de 648 muestras analizadas en 1996, los valores encontrados fueron claramente inferiores a 1 mg/kg, siendo para el girasol de 0,3 mg/kg y para otras materias primas como soja, gluten feed, pulpa de cítricos y palmiste inferiores a 0,1 mg/kg. Para fosfatos todos los valores fueron inferiores al límite legal (EQPAFI, 1996).

Utilidad de los metales pesados.

Algunas de las aplicaciones más generales e importantes de los metales pesados son las que se indican a continuación.

- ***Cadmio.***

Es utilizado en electrodomésticos, pinturas y plásticos, así como en la fabricación de pilas y baterías, abonos, soldaduras, pigmentos, anticorrosivos, aleaciones, barras de control de los reactores nucleares, aeronáutica, industria farmacéutica, fungicidas, fotografía, vidrio, caucho y porcelana, entre otros (Dickson, 2003).

- ***Mercurio.***

Se emplea en odontología (empastes dentales), también en la fabricación de pilas, lámparas fluorescentes y en minería, especialmente en minas de oro y carbón, aparatos eléctricos (baterías, conmutadores), pinturas, catálisis, agricultura (fungicidas, pesticidas), productos farmacéuticos, pulpa y papel, amalgamas con otros metales y en la industria cloro-alcalina (Goodman y Gilman, 2007), cosméticos embellecedores, cremas y jabones (McRill et al., 2000; Soo et al., 2003) y algunas drogas herbales (Li et al., 2001), termómetros clínicos, instrumentación científica, etc (Shoemaker y Ghaemghami, 2003).

- ***Plomo.***

El uso más importante del plomo es como aditivo antidetonante en la gasolina, aunque también se utiliza en fabricación de baterías para automóviles y carretillas de carga industrial, así como para incorporarlo en los cristales de monitores de computadores y pantallas de televisión con la función de absorber radiaciones perjudiciales, en aceites para motores, en protección en techos de edificios, en joyería, en latas de conserva, en tintes para el pelo, como metal de imprenta, en grifos, también en pigmentos, pinturas, insecticidas, lubricantes, cosmetología, aleaciones, cerámicas, municiones, soldaduras, cubierta de cables, tuberías, plomadas, armamento, radiación atómica, etc. (Vahter et al., 2007).

- ***Arsénico.***

Es utilizado en industrias metalúrgicas, en el tratamiento de maderas, en productos químicos agrícolas como pesticidas, herbicidas, en la composición de pegamentos, bronceadores de piel, en anticorrosivos, vidrio, cerámica y pinturas, en pigmentos, medicamentos, en alimentación animal como factor de crecimiento, e incluso como gases venenosos de uso militar, etc (Melanen et al., 1999).

- ***Cobre.***

Los principales usos del cobre son la fabricación de equipamiento eléctrico, como material de construcción, de maquinaria industrial y aleaciones de bronce, latón y níquel. Además, la forma oxidada (+2) como es el sulfato de cobre ha sido uno de los primeros compuestos utilizados como pesticida. Las sales de cobre poseen efectos fungicidas y algicidas, además se usan, entre otras utilidades, en clavos, pernos, objetos decorativos, tuberías, techos, monedas, utensilios de cocina, sanitarios, joyería, muebles, maquillaje, pinturas, instrumentos musicales y en medios de transporte, en medicina como bactericida, y en industrias textiles, entre otras utilidades (IPCS, 1998; McRill et al., 2000).

3.5. Generalidades de los metales pesados estudiados.

A continuación, se pretende hacer una revisión de las principales generalidades de los metales pesados estudiados (arsénico, cadmio, plomo, cobre y mercurio) indicando algunas características de su cinética, formas químicas, historia, contaminación ambiental y niveles límites de consumo de aquellos metales considerados tradicionalmente por sus efectos tóxicos. Si bien, es preciso tener en cuenta que no todos ellos se pueden considerar "metales pesados" por su peso atómico, como son los casos del arsénico y flúor, ya que en realidad este último es un halógeno (Mendez Batán, 2002).

3.5.1. Arsénico.

Posiblemente sea el mineral más conocido popularmente como tóxico. Su forma inorgánica es la más tóxica. La vía mayoritaria de exposición a este elemento es la dieta y se encuentra ampliamente distribuido en el medio ambiente. Aparece en forma de dos estados de oxidación As III (arsénico trivalente) y As V (arsénico pentavalente) (Kaise et al., 1985). Combinado con hidrógeno forma arsenamina (sustancia volátil muy tóxica), que plantea riesgos profesionales en el refino hidrometalúrgico de los metales no férreos. La forma orgánica del arsénico es la arsenobetaína, se produce en los organismos marinos, puede bioacumularse y ser un potente agente hemolítico con efectos potenciales letales (Suñer et al., 2002).

Concentraciones de arsénico	**Aire** (ng/m^3)	**Suelo** (µg/Kg)	**Agua** (µg/l)
Zona rural	1 - 3	1 - 40	< 10
Zona urbana	20 - 100	1 - 40	> 10

Tabla 1. Concentraciones de arsénico en diferentes zonas ecológicas. Adaptado de Camean y Repetto, 2006.

Como se aprecia en la tabla 1 las concentraciones de arsénico tienden a ser mayores en los medios suelo y agua, y sus niveles pueden ser aún mayores en zonas naturales contaminadas o con fuentes antropogénicas de As.

La Organización de las Naciones Unidas para la Agricultura y la Alimentación (FAO/OMS) establece una ITSP (ingesta tolerable semanal provisional) de 25 µg/kg de peso corporal, equivalente a 214 µg/día para una persona de 60 kg de peso (WHO, 1993).

En varios países existen límites fijados acerca de la toxicidad de arsénico en agua. Así, la Agencia de Protección Medioambiental de Estados Unidos (EPA, 1998) fija en 50 µg/l el contenido en agua potable, pues está probado el riesgo de cáncer en poblaciones de Chile, Argentina y Taiwán, donde los niveles en agua son elevados (NRC, 1999).

En alimentación animal la principal fuente de arsénico en el pasado eran los tratamientos o factores de crecimiento que contenían ácido arsanílico, pero en la actualidad al estar retirados del mercado, las fuentes más importantes son aguas contaminadas, vegetales cultivados en suelos contaminados y pescados.

Los niveles de tolerancia para los animales domésticos son de 50 mg/kg, claramente superiores a los considerados para agua potable y los permitidos por la legislación europea. El arsénico se acumula lentamente, pues si bien la absorción es elevada, se excreta en orina. Para la EPA (1998) los problemas de arsénico para humanos pueden estar asociados con aguas y pescados, pero raramente con productos de animales domésticos.

En los suelos agrícolas, los compuestos inorgánicos de arsénico se consideran generalmente inmóviles, permaneciendo retenidos en forma indefinida. Para ello se deben tener en cuenta varias propiedades edafológicas como pH, contenido de materia orgánica, capacidad de intercambio catiónico, entre otros. Por otra parte, se conoce que la alcalización del suelo contribuye en aumentar la movilidad del arsénico. Las plantas pueden absorber arsénico del suelo o de materia en suspensión depositada en sus hojas. Sin embargo, los experimentos realizados en cultivos en suelos fuertemente contaminados con arsénico han mostrado que el grado de absorción es bajo. La absorción de las formas orgánicas es superior a la de las formas inorgánicas (Suñer et al., 2002).

El arsénico presenta bioconcentración en organismos acuáticos, algas e invertebrados inferiores, pero no se ha demostrado su biomagnificación en la cadena trófica. El contacto humano con arsénico es muy antiguo, puesto que se han encontrado niveles elevados de arsénico en el cabello del hombre de la Edad de Bronce cuya momia apareció recientemente en los Alpes, y se ha relacionado con la exposición ocupacional en el trabajo del cobre. Los antiguos chinos conocían la existencia y propiedades del arsénico, mencionado en el documento enciclopédico de Ts´ao Kan-Mu, donde se reseña su toxicidad y se describe el uso como pesticida en los arrozales (Moreno, 2003).

El historial tóxico del arsénico es abrumador en envenenamientos accidentales o intencionados, de tipo agudo y crónico. El arsénico se encuentra ampliamente distribuido en la naturaleza, alcanzando niveles tóxicos en aguas subterráneas de ciertas zonas geográficas, entre las que merece destacarse Taiwán, Bangladesh, India y Tailandia.

En la década de 1960 muchos de estos países utilizaron pozos, con objeto de evitar el uso de aguas superficiales contaminadas por patógenos y otros contaminantes, incurriendo en el uso de aguas subterráneas que presentaban altas concentraciones de arsénico que pasaron inadvertidas y que en su momento llegaron a alcanzar niveles de 4 mg/l, cuando la concentración máxima recomendada por la OMS es de 0,01 mg/l. Por ello se calcula que 70 millones de personas se expusieron a contaminación por arsénico (NRC, 2001). Otro caso bien documentado de envenenamiento masivo sucedió en Manchester en el año 1900, cuando 6.000 personas se vieron afectadas por ingesta de arsénico en la cerveza, con el resultado final de 70 muertes. La presencia de arsénico en esta bebida se debió al uso en su proceso de azúcar invertida, en cuya obtención se había utilizado ácido sulfúrico procedente de piritas con alto contenido en arsénico (Moreno, 2003).

Las principales rutas de exposición al arsénico son la ingestión de alimentos, el agua de bebida y la inhalación de partículas. La excreción principal tiene lugar a través de la orina, también por descamaciones de la piel y o el sudor (Derache, 1990).

3.5.2. Cadmio.

El cadmio es una impureza que se forma en las menas de zinc, por ejemplo, del carbonato de zinc, utilizado en las empresas farmacéuticas. La presencia de cadmio es detectado, como impureza de color amarillo, y así las primeras investigaciones fueron orientadas a descubrir dicha coloración indeseable en varias sustancias, las que condujeron a la identificación del cadmio en 1817 en la Universidad de Gottingen. El cadmio también suele aparecer como impureza en otras menas utilizadas en la obtención de cobre y plomo (Moreno, 2003).

El cadmio presenta una movilidad ambiental más elevada que la mayoría de los metales pesados, debido a la relativa solubilidad de sus sales e hidróxidos, convirtiéndolo en un contaminante cosmopolita.

El cadmio puede acumularse en el cuerpo humano hasta por 30 años, especialmente en el riñón, pues su eliminación es muy lenta a través de la orina y puede provocar afecciones renales, alteraciones óseas (osteoporosis, dolores óseos) y fallos del aparato reproductor (Fox, 1988). Además, no puede descartarse que actúe como carcinógeno pulmonar por la inhalación de cadmio. En su dictamen de 2 de junio de 1995, el SCF recomendó que se realicen mayores esfuerzos para reducir la exposición de cadmio en la dieta; puesto que los productos alimenticios son una de las principales fuentes de ingestión humana de cadmio (Reglamento EEC, 466/2001).

Aproximadamente se absorbe un 5% del cadmio presente en los alimentos, si bien este porcentaje puede alcanzar el 15% si hay deficiencia de hierro. En riñón puede concentrarse hasta el 85% de la carga corporal de cadmio (WHO, 1992). Se considera que el riñón y el hígado son los órganos diana críticos, tanto en la población general como en poblaciones expuestas.

Los contenidos de cadmio en algunos suelos son relativamente bajos y la absorción por los vegetales relativamente pobre, por lo que, en condiciones normales de cultivo, no suele ser preocupante esta vía de entrada en la cadena alimenticia. Por el contrario, sí están aumentados o se puedan presentar valores más elevados al utilizar fuentes de abonos fosforados ricos en cadmio o bien residuos urbanos (NRC, 2001). De esta manera, las plantas absorben eficientemente el cadmio, lo que puede constituir una importante vía de contaminación para animales y personas. La capacidad que tienen algunas plantas acuáticas para absorber cadmio se ha aprovechado en el tratamiento de afluentes contaminados (ATSDR, 1999). El pH es el factor más importante en la absorción del cadmio por las plantas. Los medios ácidos favorecen la solubilidad y su absorción por las plantas, e igualmente la solubilidad del cadmio en el agua aumenta en medios ácidos (Derache, 1990).

La absorción de cadmio por los animales es baja, particularmente en rumiantes (Underwood y Suttle, 1983) donde los porcentajes de absorción no sobrepasan el 1%, pero la retención en el organismo es muy elevada, particularmente en los riñones, donde la vida media en rumiantes puede ser de varios años. En animales de abasto donde el tiempo de crianza es muy reducido, particularmente en monogástricos, las acumulaciones de cadmio serán muy mermadas con prácticas habituales de manejo (Mendez Batán, 2002).

El cadmio se encuentra en el ambiente de lugares de trabajo que manipulen baterías, soldaduras, pigmentos, en barras de control de los reactores nucleares, en aguas contaminadas, en lugares cercanos a centrales térmicas y quemaderos de basuras y muy especialmente en el tabaco; así la cantidad de cadmio absorbido con el humo del tabaco puede ser equivalente a la ingerida en la dieta, de hasta unos 10 µg/día (Mendez Batán, 2002).

El cadmio se encuentra presente en la mayoría de los alimentos siendo más abundante en moluscos bivalvos, y dentro de las carnes en hígados y en riñones. Lo que preocupa a las autoridades sanitarias es precisamente que el cadmio se encuentre en la mayoría de los alimentos, pues si bien las cantidades son pequeñas, al tener la particularidad de que su eliminación es muy lenta en el organismo, es necesario limitar mucho las cantidades de ingestión diaria de estos alimentos para evitar efectos perniciosos a largo plazo. Por esta razón es uno de los metales que posiblemente preocupe más su control en la actualidad.

Los niveles máximos tolerables de consumo diario de cadmio son 68 µg/persona/día para un peso de 68 kg (IARC, 1984). En el entorno occidental los valores de ingesta diaria varían entre los 10 µg/día para Finlandia, los 11 µg/día del País Vasco, los 12 µg/día de Estados Unidos, los 18 µg/día de Reino Unido, Bélgica, República Checa y sobresale Japón con 35 µg/día.

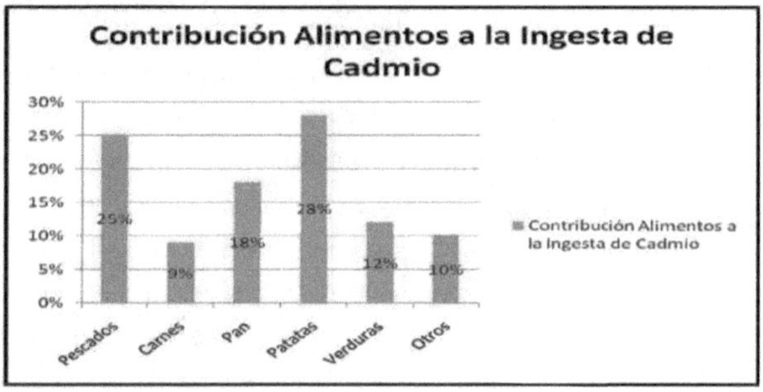

Figura 1. Contribución en (%) de los distintos grupos de alimentos a la ingesta de cadmio (Jalón et al., 1997).

Una primera aproximación para el control del cadmio en las fábricas de piensos sería establecer un plan rutinario de análisis de piensos, que sean representativos de todas las materias primas utilizadas en la fábrica. De esta forma nos aseguramos, con relativamente pocos análisis, que los niveles de cadmio son correctos. También sería conveniente analizar los fosfatos (Jalón et al., 1997).

En la figura 1 se aprecia, en una encuesta realizada en el País Vasco (España), la importancia en la ingesta de cadmio aportado por los vegetales, en particular las patatas, a la cual le siguen los pescados y por último las carnes. De esta manera se tiene que las cantidades aportadas por el total de la dieta son relativamente bajas, del orden del 9%.

3.5.3. Plomo.

El plomo es un metal que se encuentra bastante distribuido en la naturaleza. El hombre ha hecho uso de él desde hace 6.000 años, así los antiguos egipcios utilizaban compuestos de plomo como pigmentos, cosméticos y para la fabricación de estatuillas. La primera civilización que utilizó el plomo a gran escala fue Roma para fabricar tuberías del acueducto, en aleaciones con estaño para fabricar vajillas y como pigmento blanco (Moreno, 2003).

La absorción de plomo puede constituir un grave riesgo para la salud pública. Puede provocar un retraso del desarrollo mental e intelectual de los niños y causar hipertensión y enfermedades cardiovasculares en los adultos. En los diez últimos años los contenidos de plomo de los productos alimenticios se redujeron sensiblemente porque aumentó la sensibilización ante el problema sanitario que puede representar el plomo y por los esfuerzos realizados para reducir la emisión de plomo en su origen. En el dictamen de 19 de junio de 1992 el SCF establecía que el contenido medio de plomo en los productos alimenticios no debe ser causa de alarma, pero que debe de proseguirse la monitorización a largo plazo con el objetivo de continuar reduciendo los contenidos medios de plomo en los productos alimenticios (EEC, 2001).

La absorción de plomo por vía oral es cercana al 10% en adultos y se incrementa hasta el 50% en niños (IPCS, 1998). El plomo absorbido se distribuye en distintos órganos y tejidos como riñón, hígado, encéfalo y huesos. Dada su similitud con el calcio, el mayor depósito de plomo se localiza en el tejido óseo.

Los contenidos en plomo de los suelos son relativamente bajos y su absorción por las plantas es relativamente baja, salvo que los suelos estén contaminados. Sin embargo, y a este respecto, Siebe (1994) ha encontrado que en suelos irrigados durante varios años con aguas contaminadas con plomo se puede producir una redistribución del elemento, pasando a la fracción inmediata y de fácil movilidad. De esta manera su biodisponibilidad se hace mayor y por lo tanto se puede aumentar la absorción por los cultivos.

Brumer et al. (1986) consideran que la movilidad relativa de los diferentes metales en suelos ácidos se expresa así Cd > Ni > Zn > Mn > Cu > Pb > Hg.

Una de las principales fuentes de contaminación del medioambiente son las gasolinas con plomo, lo que puede representar una vía importante de entrada en la cadena alimenticia al ser absorbidos por las plantas y éstas posteriormente consumidas por los animales. Otros orígenes son los alimentos procedentes de áreas contaminadas. También es posible la contaminación por medio de las pinturas en las instalaciones ganaderas, que puedan ser lamidas por los animales (Singh et al., 1997; Mendez Batán, 2002).

La absorción de plomo por los animales es baja, inferior al 1% (Underwood y Suttle, 1999), y parece existir un cierto mecanismo de regulación de forma que al aumentar la exposición a fuentes de plomo no aumenta linealmente la retención en el organismo.

Exposiciones crónicas a bajos niveles de plomo no causan síntomas clínicos en vacuno, porque los huesos secuestran el plomo (el tiempo de vida media en huesos puede ser mayor a 20 años) y lo liberan lentamente a sangre para que sea excretado (NRC, 2001). El plomo se acumula más en huesos que en tejidos blandos, por esta razón los aportes de las carnes en plomo a la dieta son muy bajos. Otros órganos en los que el plomo puede acumularse en menor medida que los huesos son hígado, riñones y sistema nervioso central (Mendez Batán, 2002).

Una de las principales fuentes de plomo en la dieta humana han sido las latas soldadas con plomo. Pero al suprimirse esta práctica, así como el cambio de las cañerías de plomo por otros materiales, eliminación del uso de pinturas de minio y la utilización de gasolinas sin plomo, ha dado como resultado una reducción importante de la exposición de la población a la ingesta de plomo.

Los valores tolerables de ingesta diaria de plomo son de 243 µg/persona/día. Los valores actuales en nuestro entorno de ingesta diaria de plomo oscilan entre los 7 μg/persona/día en USA hasta los 28-29 μg/persona/día para el País Vasco (España), Alemania, Reino Unido y Holanda (Jalón et al., 1997).

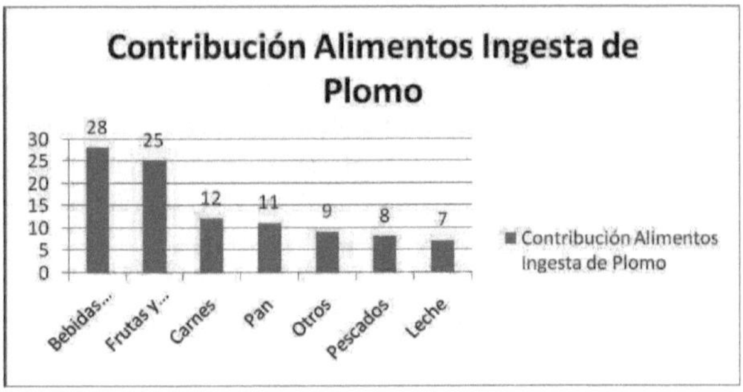

Figura 2. Contribución en (%) de los distintos grupos de alimentos a la ingesta de plomo (Jalón et al., 1997).

Teniendo en cuenta la figura 2 y de acuerdo con la encuesta Jalón et al. (1997) las fuentes principales de aporte son las bebidas alcohólicas, frutas y verduras, mientras que los aportes por carnes son relativamente moderados, con alrededor de un 12%.

Al igual que para el cadmio, el control de plomo en alimentación animal pasaría por un control de piensos representativos y el control particular de los fosfatos (Mendez Batán, 2002).

En la atmósfera el plomo forma parte de material particulado, normalmente en óxidos y carbonatos, que en función del tamaño y densidad pueden depositarse en el suelo por gravedad. Por el contrario, si son partículas muy finas quedan suspendidas permaneciendo en suspensión y son transportadas por el aire a distancias considerables de su punto de emisión.

El plomo, una vez depositado en el suelo, queda su mayor parte retenido en la capa superficial (2,5 cm de profundidad), especialmente en suelos con un contenido de materia orgánica superior al 5 % y un pH superior a 5. El plomo no se lixivia fácilmente hacia las capas profundas del subsuelo y hacia el agua subterránea, excepto en medios muy ácidos. En aguas naturales superficiales y subterráneas la concentración de plomo es baja debido a su tendencia a formar precipitados con numerosos aniones, como los hidróxidos, carbonatos, sulfatos y fosfatos (ATSDR, 1999).

El plomo puede absorberse fuertemente en el suelo y sedimentos, especialmente arcillas, limos y óxidos de hierro y manganeso. La biodisponibilidad del plomo para las plantas se ve dificultada por la absorción de este metal en la matriz del suelo, pero aumenta a medida que disminuye el pH y el contenido de materia orgánica en el suelo (Dugast, 1978).

Tanto las plantas como los animales pueden bioconcentrar el plomo, aunque no se ha observado su biomagnificación en la cadena trófica. Se han realizado mediciones elevadas de bioconcentración en algunos organismos acuáticos, como las ostras (*Crassostrea virginica*), las algas de agua dulce (*Senenatrum capricornutum*) y la trucha arco iris (*Salmo gairdneri*) donde los valores encontrados fueron de 6.600 mg/kg, 92.000 mg/kg y 726 mg/kg respectivamente. Sin embargo, los valores medios de diversos estudios presentan cifras muy inferiores de este parámetro (42 mg/kg en peces, 536 mg/kg en ostras, 725 mg/kg en algas, 500 mg/kg en insectos y 2.570 mg/kg en mejillones) (Moreno, 2003).

La absorción de plomo por ingestión en adultos es del 5-15%, con una retención final del 5% del plomo absorbido (ATDSR, 1999). Los niños absorben más eficientemente el plomo ingerido en la dieta. La absorción del plomo contenido en el agua de bebida es más alta que la del plomo presente en los alimentos (Moreno, 2003).

La excreción del plomo se realiza principalmente por orina, aunque también puede darse a través del sudor y de la leche materna. El plomo logra atravesar la placenta, con la consiguiente acumulación en el tejido fetal, siendo proporcional al nivel de plomo en la sangre materna. Se destaca que la gestación y la lactancia contribuyen a la movilización del plomo almacenado en los huesos (Boudene, 1982).

3.5.4. Mercurio.

El mercurio es uno de los metales pesados que se conoce y utiliza desde la antigüedad; la muestra de mercurio líquido más antigua de que se tiene noticia se encontró en una tumba egipcia en Kurna y data de 1600 a.C. En China e India también se conocía el mercurio en la misma época (Moreno, 2003).

El mercurio elemental es el único metal líquido al que se le conocen múltiples efectos tóxicos dependiendo de la forma química en que se encuentre. Presenta tres estados de oxidación: mercurio elemental, compuestos mercuriosos y compuestos mercúricos. Por otra parte, las tres sales de mercurio se encuentran frecuentemente en las aguas de los ríos (Nemerow y Dasgupta, 1998). Además de estas formas inorgánicas el mercurio también se encuentra en compuestos orgánicos entre los que destaca por sus efectos toxicológicos y ambientales el metilmercurio (Burger y Gochfeld, 1993). Este último, puede provocar alteraciones del desarrollo normal del cerebro de los lactantes e incluso en altas concentraciones puede causar modificaciones neurológicas en los adultos (Mendez Batán, 2002).

El mercurio inorgánico es poco tóxico, pero es transformado en la cadena trófica marina en metilmercurio, que sí es muy tóxico. El mercurio contamina principalmente el pescado y los productos de la pesca. Por este motivo las limitaciones para el mercurio se establecen en el Reglamento EEC 466/2001, y se constituyen solamente para pescados y no para el resto de productos animales. Así la encuesta Jalón et al. (1997) cita como la principal y prácticamente única fuente de ingesta de mercurio el pescado, siendo los valores de ingesta de mercurio en el País Vasco (España) de 18 µg/persona/día, mientras que en países de muy bajo consumo de pescado como Holanda o República Checa estos valores son de 0,7 µg/persona/día (Mendez Batán, 2002).

Las harinas de pescado son la única vía probable de entrada de mercurio en la cadena alimenticia a través de los animales terrestres. Al ser una fuente de mercurio orgánico se absorbe y acumula en músculo en porcentajes elevados (Underwood y Suttle, 1999). Por esta razón, es importante asegurar que las harinas de pescado que se utilizan en alimentación animal cumplan con los máximos legales (Mendez Batán, 2002).

La propiedad del mercurio de amalgamar con otros metales como el oro y la plata, y la facilidad para su posterior separación de la amalgama por calentamiento y volatilización son el fundamento de muchas aplicaciones históricas del mercurio. Tanto la industria extractiva, como otras aplicaciones industriales de amalgamas fueron causas de innumerables enfermedades profesionales. El uso en la industria extractiva de metales nobles en países en vía de desarrollo continúa siendo una práctica común (Moreno, 2003).

Otra aplicación que ha experimentado un notable descenso en la utilización del mercurio en los últimos años es su uso como fungicida, en forma de compuestos organomercuriales para el tratamiento de granos de cereales. En algunos países como Iraq, en los que se utilizó el grano tratado para la siembra con el fin de obtener harina, más de 5.000 personas sufrieron intoxicación, con desenlace de 280 víctimas mortales (Moreno, 2003).

Las principales fuentes medio ambientales de mercurio elemental son los procesos naturales de volatilización a partir de depósitos minerales, volcanes y otros fenómenos relacionados con actividad volcánica como las fumarolas o las fuentes termales. Se calcula que estos procesos naturales liberan a la atmósfera entre 25.000 y 150.000 toneladas anuales (OMS, 1991).

Los principales vertidos hacia el medio acuático provienen de la industria metalúrgica y cloro–alcalina, así como de las aguas residuales domésticas.

Otra fuente de mercurio es el sistema de protección contra la corrosión de los buques.

El proceso más importante en la distribución del mercurio en el medio ambiente lo constituye la adsorción de las formas no volátiles a los suelos y sedimentos. Se calcula que entre el 92% y el 96% del mercurio se encuentra fuertemente adsorbido y no es capaz de lixiviarse hacia el agua subterránea; a pH inferior a 3 aumenta la volatilización del mercurio desde los suelos, mientras que a partir de un pH de 4 se absorbe fuertemente a materiales húmicos y sesquióxidos del suelo (Quinche, 1987; Rauret, 1998).

La erosión y arrastre con escorrentía superficial pueden contribuir a la movilización de mercurio, además muestra una clara tendencia a la bioconcentración y magnificación, tanto en forma inorgánica como especialmente orgánica; como derivados del metil y fenilmercurio. Esta tendencia se ha encontrado en numerosas especies acuáticas de agua dulce y marina. Por ejemplo, el factor de bioconcentración de mercurio inorgánico y de metilmercurio en trucha arco iris (*Salmo gairdneri*) es 1.800 mg/kg y 11.000 mg/kg respectivamente, para una exposición de 60 días de duración. Para la ostra americana (*Crassostrea virginica*), en su parte comestible, es de 10.000 mg/kg y 40.000 mg/kg para ambas formas de mercurio, también con una exposición a 60 días. Asimismo, se ha comprobado la bioconcentración de mercurio en hongos comestibles (*Pleurotus ostreatus, Lepista nuda y Lepista rhacodes*) y en macrófitas acuáticas (Moreno, 2003).

Los estudios realizados en otras especies vegetales muestran que apenas se produce translocación del mercurio a la parte aérea de la planta. Incluso en muestras a las que se le había aplicado fangos con alto contenido de mercurio durante largos periodos de tiempo (20 a 24 años) se comprobó que el 80-100% del mercurio aplicado con el fango había permanecido en los 15 cm superficiales del terreno (ATSDR, 1999).

El mercurio elemental se absorbe mal por ingestión, pero muy eficazmente por inhalación, vía por la que alcanza rápidamente el torrente circulatorio, distribuyéndose a todos los tejidos; como es lipofílico penetra fácilmente las membranas incluidas la barrera hematoencefálica y la placenta. Sin embargo, el mercurio elemental puede permanecer en la sangre algunos minutos, tiempo suficiente para ingresar al sistema nervioso central y a los fetos (Moreno, 2003). Una vez absorbidas, las distintas formas químicas de mercurio, se distribuyen en forma desigual en el organismo: así el mercurio inorgánico se concentra en el riñóny en el sistema nervioso central, mientras que el metilmercurio se concentra solamente en el cerebro, especialmente en la corteza cerebral (Moreno, 2003).

La excreción tiene lugar por la orina y las heces, y pequeñas cantidades por exhalación en los pulmones. El tiempo de vida media en el organismo humano es de alrededor de 50-70 días (SW-846 EPA, 1995).

El metilmecurio ha sido uno de los compuestos que ha causado más problemas de toxicidad ambiental. El ejemplo de mayor divulgación ocurrió en la bahía de Minamata, en Japón, cuyas aguas recibieron durante 30 años vertidos ricos en mercurio procedentes de una fábrica de plásticos. El mercurio fue acumulándose en los sedimentos a un ritmo de 100 toneladas por año y tras ser catalizado por bacterias y zooplancton se transformó en metilmercurio (Nishimura y Kumagai, 1983; ATSDR, 1999). Este compuesto es muy liposoluble y presenta una alta tendencia a la bioconcentración y biomagnificación en la cadena trófica. Los peces de esta bahía presentaban una alta concentración alcanzando niveles de 0,02% (en peso) para este elemento. El consumo de peces capturados en la zona por la población local dio lugar a la presencia elevada de metilmercurio en la dieta, con el resultado de la aparición de la llamada "enfermedad de Minamata", que afectó a más de 10.000 personas (Mas y Azcue, 1993).

Los principales efectos tóxicos del metilmercurio en adultos son neurológicos, mientras que la exposición a este compuesto durante el embarazo provoca la aparición de lesiones congénitas del sistema nervioso. Los efectos teratogénicos son devastadores, la exposición uterina del feto provoca la alteración de las pautas normales de desarrollo y migración de neuronas causando la disrupción de la arquitectura normal del cerebro (Clarkson, 1983; Sager et al., 1984).

Aunque se desconoce el mecanismo de toxicidad, los estudios en animales han revelado que los primeros efectos químicos de la exposición al metilmercurio es la inhibición de la síntesis de proteínas (Moreno, 2003).

3.5.5. Cobre.

El cobre es considerado un nutriente esencial y dado que está ampliamente distribuido en la naturaleza, el hombre lo ha utilizado desde tiempos prehistóricos. La producción anual de cobre en el mundo es de 12 millones de toneladas de las que se estima que un 16% corresponde al reciclaje (Miltimore y Mason, 1971).

El cobre forma parte de todos los seres vivos, estando reconocido como un ingrediente en la alimentación de animales por la Food and Drug Administration (FDA). Es un componente de múltiples enzimas, como las oxidasas, y entre ellas el citocromo oxidasa que desempeña un papel fundamental en el metabolismo energético de la célula (Buck, 1973).

Los estados carenciales son raros, dada su distribución en alimentos vegetales y animales. Sin embargo, existe una alta relación e interacción con el molibdeno propiciando que en suelos y en pastos contaminados con altos niveles de molibdeno pueda existir carencia de cobre, así como sucede en la vecindad de ciertas explotaciones mineras con menas que contienen molibdeno, se provoque una deficiencia de cobre (Underwood, 1971; Bustamante et al., 2008).

La distribución del cobre en los suelos es mucho menos sensible al efecto del pH que la de otros metales. Así los aumentos de solubilidad de algunas formas inorgánicas, como por ejemplo los hidróxidos por el aumento de acidez, se ven contrarrestados por la rápida formación de complejos insolubles (Moreno, 2003).

El cobre forma enlaces fuertes con la materia orgánica, por lo que tiende a asociarse con los limos y la fracción fina de los sedimentos. Por tanto, en presencia de materia orgánica el cobre es prácticamente inmóvil en el suelo. Ello implica que el cobre apenas se incorpora al lixiviado de residuos orgánicos como los fangos.

El cobre se absorbe con las arcillas, óxidos e hidróxidos de hierro y manganeso, tanto en aguas superficiales como en el subsuelo, cuando estos se aplican a los suelos con fines agrícolas (Seoanez y Angulo, 1999).

El cobre presenta poca tendencia a bioacumularse en organismos acuáticos, con la excepción de moluscos filtrantes, especialmente ostras, en las que el factor de bioconcentración alcanza valores de 30.000 mg/kg. Sin embargo, existen numerosos estudios que prueban que el cobre no está sujeto a biomagnificación en la cadena trófica (ATSDR, 1999).

En la intoxicación aguda por cobre, el cloruro de cobre es más tóxico que el sulfato de cobre. El ganado bovino se intoxica con 200 - 800 mg de sulfato de cobre/kg de peso corporal y las ovejas con 20 - 100 mg/kg en dosis única (Buck, 1973).

La absorción del cobre por vía gastrointestinal es un proceso regulado; su transporte en la sangre está asociado a proteínas como albúmina, cuyo enlace es débil. A continuación, la albúmina es reemplazada por otras proteínas plasmáticas, con las cuales el cobre establece enlaces más fuertes como la ceruloplasmina y la transcupreína (Moreno, 2003).

Concentraciones de cobre tan bajas como de 0,1 a 0,5 ppm son tóxicas para las bacterias y otros microorganismos. Aunque las larvas de ostras para desarrollarse necesitan una concentración de cobre de unas 0,05 a 0,06 ppm, concentraciones mayores de 0,1 a 0,5 ppm son tóxicas para algunas especies.

Los órganos donde se almacena la mayor parte de cobre en el cuerpo humano son el hígado y la médula ósea. Una parte importante del cobre acumulado se asocia con la metalotioneína. La excreción del cobre tiene lugar principalmente por vía biliar (Kaneko et al., 1997; Moreno, 2003).

La exposición aguda por ingestión de sales solubles de cobre, como el sulfato, puede producir necrosis hepática y gastrointestinal con resultado de muerte. En animales la acumulación peligrosa de cobre en el hígado puede deberse a concentrados y pastos contaminados con cobre, a la ingestión de dietas con niveles incorrectos de cobre (relación cobre-molibdeno) y a lesiones hepáticas que afectan el metabolismo del cobre (Todd, 1969). Existen múltiples casos documentados de intoxicación aguda como consecuencia de la ingestión de sulfato de cobre usado como pesticida. La exposición crónica al cobre por ingestión de alimentos conservados en recipientes de este metal se ha asociado con la aparición de lesiones hepáticas en niños (OMS, 1996).

Actualmente no existe evidencia de efectos cancerígenos del cobre o sus compuestos independientemente de la vía de exposición.

3.6. Principales metales pesados en la leche.

Los elementos minerales presentes en la leche son de gran importancia, puesto que de ellos dependen varias propiedades físico-químicas como la estabilidad al calor, la calidad, la cantidad de sólidos totales y la capacidad para coagular, etc (Friel et al., 1999; Hermansen et al., 2005). Es importante tener en cuenta que la leche antes de ser liberada al consumo sufre una serie de procesos tecnológicos (esterilización y coagulación, entre otros) que pueden modificar sus propiedades (CITIL, 1986). A continuación, en las tablas 2 y 3 se pueden observar algunos datos referidos a la concentración aproximada de varios elementos minerales en la leche humana comparada con la leche de vaca y el contenido de minerales en algunos rumiantes (Guy y Fenaille, 2006).

Mineral	Leche humana	Leche de vaca
Sodio (mg/l)	15,0	58,0
Potasio (mg/l)	55,0	138,0
Magnesio (mg/l)	4,0	12,0
Calcio (mg/l)	33,0	125,0
Fósforo (mg/l)	43,0	103,0
Hierro (mg/l)	0,15	0,10
Cobre (mg/l)	0,04	0,03
Manganeso (mg/l)	0,07	2,0
Zinc (mg/l)	0,53	0,38
Materia mineral total	0,21	0,72

Tabla 2. Elementos minerales en leche humana y leche de vaca (Guy y Fenaille, 2006)

A continuación, en la tabla 3 podemos observar los niveles considerados normales de los diferentes elementos minerales de la leche en las especies rumiantes domésticas (Puls, 1994).

Mineral	Vaca	Cabra	Oveja
Aluminio (mg/l)	0,08 - 0,50	0,20 - 1,50	0,15 - 0,97
Arsénico (mg/l)	< 0,001 - 0,17	2,10 - 3,40	< 0,04
Bario (mg/l)	0,17 - 0,20		
Boro (mg/l)	0,30 - 2,20	2,60	
Bromo (mg/l)	1,0	12,0	
Cadmio (mg/l)	0,001 - 0,003		
Calcio (g/l)	1,04 - 1,60	1,00 - 1,63	
Cloruro (g/l)	0,80 - 1,15	1,05 - 2,59	

Cromo (mg/l)	0,008 - 0,250	< 0,03	
Cobalto (mg/l)	0,01 - 1,10	0,03 - 0,25	0,04 - 1,10
Cobre (mg/l)	0,05 - 0,60	0,12 - 0,90	0,20 - 1,50
Fluoruro (mg/l)	0,01 - 0,06		
Yodo (g/l)	30 - 300	25 - 300	80 – 400
Hierro (mg/l)	0,20 - 1,00	0,20 - 1,80	
Plomo (mg/l)	< 0,001 - 0,030	0,02 - 0,04	0,11 - 0,15
Litio (mg/l)	0,02 - 0,03		
Magnesio (mg/l)	100 - 140	100 - 210	
Manganeso(mg/l)	0,021 - 0,070	0,05 - 0,20	
Molibdeno (mg/l)	0,02 - 0,17	0,012 - 0,05	0,10 - 0,30
Níquel (mg/l)	0,02 - 0,10	< 0,12 - 0,60	
Fósforo (mg/l)	750 - 1100	800 - 1420	
Potasio (mg/l)	760 - 1200	1,240 - 2,280	1,170 - 1,330
Selenio (mg/l)	0,03 - 0,05	0,013 - 0,250	0,03 - 0,25
Silicio (mg/l)	0,30 - 2,60		
Sodio (mg/l)	300 - 600	350 - 600	320 – 480
Estroncio (mg/l)	0,17 - 0,44		
Estaño (mg/l)	< 0,26	< 0,260	
Titanio (mg/l)	0,10 - 0,12		
Vanadio (µg/l)	0,10 - 0,20		
Zinc (mg/l)	2,30 - 4,00	1,90 - 5,50	7,0 - 8,0

Tabla 3. Concentración normal de elementos minerales en leche de diferentes especies rumiantes domésticas (Puls, 1994).

Las variaciones, en los metales pesados presentes en la leche, dependen de varios factores entre los que destacan ambientales, humanos, genéticos, etc.

Es preciso tener en cuenta que existen diversas investigaciones que relacionan la concentración de los principales metales pesados en la leche con algunos factores entre los que caben señalar prácticas de manejo, tipos de leche, razas de animales, zona geográfica, climatología (Asuero et al., 1984; Flynn y Cashman, 1997; O'Brien et al., 1999; Miranda et al., 2000; Orak et al., 2000; Simsek et al., 2000; Rodríguez et al., 2001; Institute of Medicine, 2001; Lante et al., 2006; Licata et al., 2004; Dobrzarnski et al., 2005; Hermansen et al., 2005; Muñiz-Naveiro et al., 2005; Gutiérrez-Chávez, 2009).

Entre las investigaciones sobre la presencia de metales pesados en la leche cabe señalar a Rodríguez-Fuentes et al. (2008) quienes determinaron el contenido de plomo, cadmio, cobre y zinc en 120 muestras de leche cruda pertenecientes a 5 establos ubicados en municipios del noroeste de Nuevo León, México. En todos los establos evaluados se detectó la presencia de plomo, cadmio, cobre y zinc. Los intervalos de concentración para plomo oscilaron entre 0,8714 y 0,5998 ppm, y para el cadmio entre 0,3142 y 0,2794 ppm, los cuales superan los niveles máximos permisibles establecidos por normas internacionales para leche cruda de bovino. La concentración de cobre fluctuó entre 0,3968 y 0,4816 ppm y de zinc osciló entre 3,199 a 4,0177 ppm, por lo que ambos metales se presentaron dentro de los parámetros tolerables permitidos.

De igual forma en Asturias (España) en bovinos pastando cerca de antiguas explotaciones mineras, González-Montaña et al. (2012) encontraron concentraciones de plomo en leche fresca que variaron entre 0,71 a 16,06 ppb, mientras que de cadmio siempre fueron menores a 2 ppb.

En Arabia Saudita fueron analizadas dos tipos de muestras de leche, valorándose los niveles de algunos metales en leche fresca de vaca y en leche líquida preparada con leche en polvo de vaca. La concentración media de Cr, Cu, Zn, Cd y Pb en la leche fresca de vaca fueron 31,4 ± 0,4 ppb, 48,9 ± 0,6 ppb, 944,9 ± 2,4 ppb, 4,7 ± 0,2 ppb y 3,5 ± 0,2 ppb, respectivamente. Los valores para leche en polvo reconstituida fueron 20,6 ± 0,8 ppb, 36,9 ± 1,1 ppb, 956,8 ± 3,2 ppb, 3,1 ± 0,3 ppb y 2,2 ± 0,2 ppb, respectivamente (Farid et al., 2004).

Quiang et al., en el año 2009, estudiaron en China y en Japón la presencia de 18 minerales. Entre ellos los metales pesados presentes en la leche comercial, encontrando que los niveles de plomo y cadmio en la leche producida en China no excedían los límites de tolerancia fijado por los sistemas de normas estándar chinas. Estos valores fueron más altos para China, comparados con los niveles detectados en Japón (Cd: 4,53 ppb frente a 2,01 ppb y Pb: 35,01 ppb frente a 12,95 ppb).

En granjas de Croacia cerca a la región de Križ en Zagreb, Pavlovic et al. (2004) evaluaron los metales en leche cruda y encontraron que los niveles de plomo y cadmio en la leche de vaca fueron Pb: 0,27 ± 0,06 mg/kg MS y Cd: 0,037 ± 0,007 mg/g MS, y cuyos contenidos en las muestras no mostraban ningún grado de correlación (r = 0,11). Siempre fueron inferiores en todas las muestras examinadas al límite de tolerancia definido por las normas de química y estadística de Croacia (Pb <100 ppm y de Cd <10 ppm). Los análisis mostraron que las diferencias entre las explotaciones no se debieron a la alimentación, lo que implica que para evitar la contaminación de la leche por elementos trazas tóxicos se debe prestar gran atención a mantener un microclima estable y a que todos los aparatos y utensilios en contacto con la leche deben estar limpios e higiénicos.

La presencia de plomo, mercurio, cadmio y cromo se ha estimado en la leche de vaca producida en las proximidades de Roma (Italia). Los resultados muestran la presencia de los metales en la leche de vaca en diferentes concentraciones (de 5,6 a 102 ppb para el plomo, de 0,9 a 38 ppb para el Hg, de 2,3 a 53 ppb para el Cr y sólo una muestra positiva de 0,77 ppb para Cd). Las evaluaciones sanitarias de los datos fueron comparados con el "límite tolerable" de valores sugeridos por organizaciones internacionales.

De igual forma en diferentes localidades de Egipto, en un estudio realizado durante los años 2005 y 2006 muestreando durante las cuatro estaciones del año, encontraron valores para algunos metales muy altos en la estación de verano. En todas las muestras observaron que los niveles de plomo estuvieron por encima de los demás elementos y que las concentraciones de Cd y de Pb excedieron los límites normales permisibles, permitiendo ser un indicador de una seria contaminación por metales en la región. Los valores medios encontrados fueron 0,251; 0,607; 0,159; 0,371 y 2,462 ppm para Cu, Fe, Cd, Zn y Pb, respectivamente (Nars et al., 2007).

3.6.1. Arsénico.

El contenido de arsénico en la leche presenta un amplio rango de valores, que van desde < 0,4 ng/g para Dabeka y Lacroix (1987), < 0,5 ng/g para Ihnat y Miller (1977), 4,85 ng/g para Byrne et al. (1987), < 0,001- 0,17 mg/l para Puls (1994) o de 0,9 a 27,4 ng/g para Rosas et al. (1999).

Hermansen et al. (2005) realizaron un muestreo en Dinamarca para identificar la concentración de macrominerales y de elementos traza en la leche y encontraron que los valores para el arsénico fueron bajos (0,25 y 23,0 ppb). En la región de Calabria (Italia) se han realizado varios estudios para conocer la concentración de arsénico y otros minerales en la leche, así Licata et al. (2004) encontraron valores de 37,9 µg/kg, mientras que Cerutti (1999) indica un rango entre 30 y 60 µg/kg. Alais (2003) menciona valores entre 40 y 100 µg/kg. Gutiérrez-Chávez (2009) no fue capaz de encontrar arsénico ni en leche de tanque, ni en leche individual de vacas localizadas en diferentes comarcas de la provincia de León (España), estando por debajo de los límites de detección utilizada (100 ppb de arsénico, tanto en leche de tanque como en leche individual).

3.6.2. Cadmio

De acuerdo con varios estudios sobre los niveles de cadmio en leche los resultados obtenidos presentan valores de referencia alejados de los considerados como peligrosos. Sin embargo, si se observa la información contenida en la tabla 4, algunos de los resultados superan los 0,01 mg/kg, que es el límite máximo fijado por el Ministerio de Salud de la República Checa (Aras et al., 1996).

En una granja de Vertenelio (Croacia) Favretto et al. (1989) realizaron un estudio en dos periodos del año (marzo-abril y abril-noviembre) y encontraron que la concentración de cadmio en la leche de vacas osciló entre 0,26 a 3,46 y entre 0,07 a 1,58 µg/g, respectivamente. Rubio et al. (1998) encontraron que los valores de la concentración de cadmio en el suero de leche cruda de vaca fueron de 1,47 ng/ml, con un rango que osciló desde no detectable (n.d.) hasta 17,0 ng/ml. Además, mencionan que las concentraciones de cadmio son significativas, cuando se relacionan con la edad del ganado. Los resultados encontrados por Gutiérrez- Chávez (2009) en su estudio de las granjas de la provincia de León (España) obtuvo una concentración en leche de tanque y leches individuales por debajo del límite de detección empleada (10 ppb de cadmio en leche de tanque y leche individual).

País	**Niveles (µg/kg)**	**Autor**
Arabia Saudita	4,7	Farid et al., 2004
Croacia	< 6,47	Sikiric et al., 2003
Egipto	38,0	Madeha et al., 1994
Eslovaquia	1,8	Ursinyova y Hladikova, 1997
Eslovenia	< 3,0	Cerkvenik et al., 2000
España	< 2	González- Montaña et al., 2012
	6,08	García et al., 1999
	0,07	Tripathi et al., 1999

Italia	7,0	Del Preste y Di Stanislao, 1984
	0,52	Baldini et al., 1990
	20 - 30	Alais, 2003
	0,02	Licata et al., 2004
Polonia	2,0	Bulinski et al., 1992
	6,0	Wojciechowska-Mazurek et al.,
USA	6,0	Bruhn y Franke, 1976

Tabla 4. Concentración de cadmio en leche de ganado vacuno por país y autor.

3.6.3. Plomo.

En la tabla 5 se pueden comparar los resultados de la concentración de plomo en la leche realizadas por diversos autores y en diferentes países.

País	Cantidad de Pb	Referencia
Alemania	2.0	Narres et al. (1985)
	1.8	Ostapczuk et al. (1987)
Arabia	3.5	Farid et al. (2004)
Argentina	24.6	Rubio et al. (1998)
Canadá	1.1	OMS/OIEA (1989)
Croacia	19.93 - 57 y 96	Paulovic et al. (2004)
Dinamarca	≤ 0.7 - 2.5	Larsen y Rasmussen (1991)
Eslovaquia	5	Ursinyova y Hladikova (1997)
Eslovenia	< 5	Cerkvenik et al. (2000)
España	613	López Mahía et al. (1991)
	34	García et al. (1999)
	14.8	Rodríguez et al. (2001)
	5.15	Gutiérrez- Chávez (2009)
	0.71- 16.06	González- Montaña et al. (2012)
India	1.7	Tripathi et al. (1999)
Italia	8.06 - 9.02	Favretto et al. (1989)
Japón	210	Suzuki et al. (1982)
Kuwait	43	Husain et al. (1996)
	20	Bulinski et al. (1992)
Polonia	36	Wojciechowska-Mazurek et al.(1995)
Taiwán	2.03	Jeng et al. (1994)
Turquía	33.5	Simsek et al. (2000)

Tabla 5. Concentración de plomo (en ppb) en muestras de leche de vacuno, en varios países y por varios autores.

En la tabla 6 se indican algunos trabajos realizados en Italia relacionados con la presencia de plomo en leche de vacuno.

Autor	Plomo (µg/l, peso fresco)
Del Preste y Di Stanislao (1984)	16
Baldini et al. (1990)	4 – 50
Coni et al. (1994)	98 – 160
Cerutti (1999)	n.d. - 1.500
Tiecco (2000)	120 - 15.800
Alais (2003)	50 - 1.000
Licata et al. (2004)	0,10 - 9,92

Tabla 6. Niveles de plomo en leche de vacuno en Italia (Pilsbacher y Grubhofer, 2002; Licata et al., 2004).

En muestras de leche fresca de animales que pastaban sobre suelos cercanos a zonas de minería de Asturias (España) González-Montaña et al. (2012) encontraron concentraciones de plomo que variaron entre 0,71 a 16,06 ppb. Rodríguez -Fuentes et al. (2008) realizaron un muestreo en cinco granjas lecheras en México durante ocho semanas y encontraron que la concentración de plomo en leche osciló entre 0,60 y 0,87 mg/kg/MS, los cuales son superiores a los valores límites recomendables en la literatura internacional. En la investigación realizada por Gutiérrez-Chávez (2009) en varias zonas de la provincia de León (España) encontró valores medios de plomo para leche de tanque de 4,34 µg/kg y de leche individual de vaca de 5,15 µg/kg (10 ppb de plomo fue el límite de detección utilizado en el estudio).

3.6.4. Mercurio.

Con relación a las concentraciones de este metal, el promedio de mercurio encontrado en leche de vaca reportado por Gundacker et al. (2002) fue de 1,12 µg/l, mientras que Puls (1994) menciona que la concentración de mercurio en leche de vaca fue bastante más alta, con valores que oscilan entre 3,0 y 10,0 µg/l.

Los datos acerca del consumo diario de leche y productos lácteos por los habitantes de Santiago de Chile (Chile) oscilan entre 175,1 y 232 g/día, de los cuales se calcula que la concentración de mercurio en ambos casos es menor a 1 ng/g (Muñoz et al., 2005).

Según los datos de Caggiano et al. (2005) el valor medio de la concentración de mercurio en leche de ovino de granjas localizadas al sur de Italia fue de 0,0025 µg/g/MS, con un rango que osciló entre 0,0012 y 0,0037 µg/g MS. Además, mencionan que las concentraciones de mercurio en diversos productos lácteos fueron de 0,0011 µg/g MS para ricota, de 0,0065 µg/g MS para queso y de 0,0141 µg/g MS para queso madurado.

Los resultados encontrados por Gutiérrez-Chávez, en su estudio realizado en granjas de la provincia de León (España) muestran una concentración en leche de tanque y leches individuales por debajo del límite de detección de la metodología empleada (200 ppb de mercurio fue el límite de detección utilizado en el estudio).

3.6.5. Cobre.

En la tabla 7 se muestran resultados de los contenidos de cobre en leche de vaca y cabra en diferentes países y por diferentes autores.

País	Tipo de muestra	Cobre	Referencia
Nigeria	Calostro	3,10	Akinsoyinu et al., 1979
	Leche de cabra	0,28	
Egipto	Leche de cabra	0,13	Jenness, 1980
	Calostro de cabra	0,40	
	Leche bovina	0,1 - 0,2	
	Calostro bovina	0,2 - 0,3	
USA	Leche bovina	0,1 - 0,2	Lönnerdal et al., 1981
Alemania	Leche bovina	0,033	Jochum et al., 1995
	Leche bovina	0,043	Octapczuk et al., 1987
India	Leche bovina	0,132	Tripathi et al., 1999
Italia	Leche bovina	0,05 - 0,2	Cerutti, 1999
Sudáfrica	Leche bovina	0,070	Benemariya et al., 1993
USA	Leche bovina	0,052	Andersson, 1992

Tabla 7. Resultados de cobre en leche de vaca y cabra (en ppb) en diferentes países y por diferentes autores.

En el estudio realizado por Gutiérrez-Chávez (2009) encontró que los valores medios de cobre en leche de tanque recogida de diferentes granjas de la provincia de León (España) se situaron en 63,51 µg/kg. De la misma forma la media para leche de vaca individual fue de 62,09 µg/kg (100 ppb de cobre fue el límite de detección empleado).

3.7. Interacciones entre los metales pesados.

Es relevante considerar las diversas interacciones y efectos tóxicos o benéficos que se pueden presentarse entre los diferentes minerales (macrominerales y microminerales) y con especial atención a las interacciones que derivan hacia una alteración de la salud humana y animal (Radostits et al., 1999; Underwood y Suttle, 2003).

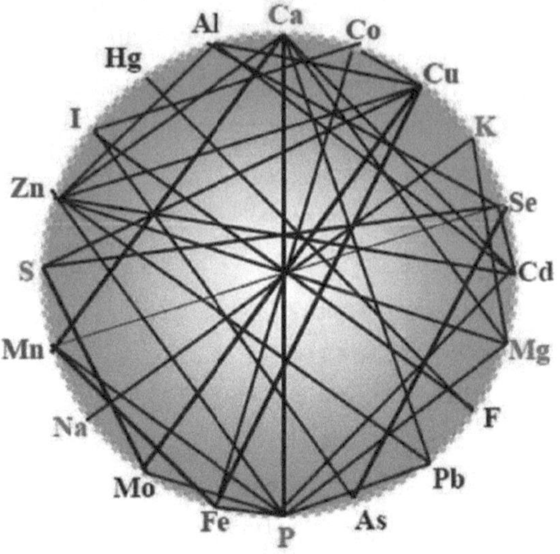

Figura 3. Interacciones entre los diferentes minerales (Shimada, 2005, adaptado del dibujo de Tillman, Universidad de Oklaoma).

En la figura 3 se destacan en rojo los macrominerales (esenciales) y sus respectivas interacciones. Pero en nuestro caso es fundamental destacar las principales interacciones que se suceden con los metales pesados (tóxicos) en estudio. Así se puede observar que el plomo interacciona con el calcio y el zinc; el cadmio con zinc, aluminio y calcio; el mercurio con flúor; el cobre con cobalto, hierro, moblideno, azufre y zinc y el arsénico con selenio y yodo (Puls,

1994; Kaneko et al., 1997; Martelli et al., 2006; Rousselet et al., 2008; Patra et al., 2008).

3.8. Efectos provocados por metales pesados en la salud pública.

A continuación, se presentan los principales trastornos de la salud e intoxicaciones aguda y crónica producidos por los diferentes metales del estudio.

3.8.1. Arsénico.

Trastornos de la salud.

Los síntomas de intoxicación por arsénico varían según la velocidad y tiempo de exposición y de la fuente de arsénico utilizada (El-Bahri y Ben Romdane, 1991).

Intoxicación aguda.

Los síntomas agudos pueden aparecer después de tres a cinco días de exposición a niveles elevados de arsénico en los alimentos. Los síntomas incluyen incoordinación, imposibilidad de controlar los movimientos y ataxia. Transcurridos unos pocos días, cerdos y aves pueden aparecer paralizados, aunque seguirán comiendo y bebiendo; también pueden aparecer ceguera y eritema cutáneo en animales blancos y sensibles a la luz solar. Los síntomas clínicos son reversibles hasta cierto punto. Los terneros presentan síntomas gastrointestinales (Oliver y Roc, 1957; Buck et al., 1981).

Intoxicación crónica.

Los efectos crónicos por intoxicación con arsénico causan lesiones en la piel (queratosis, hiperqueratosis, hiperpigmentación) y lesiones vasculares en sistema nervioso e hígado. Las complicaciones agudas se suceden con exposición a dosis elevadas de arsénico y pueden ser letales; sus efectos son fiebre, hepatomegalia, melanosis, arritmia cardíaca, neuropatía periférica, anemia y leucopenia (Moreno, 2003).

El arsénico está clasificado en el grupo I de sustancias cancerígenas por la IARC. Los tipos de cáncer implicados afectan a la piel (basilioma y carcinoma de células escamosas), cáncer de pulmón (carcinoma broncogénico), hemangiosarcoma hepático, linfoma y cánceres de vejiga urinaria, riñón y nasofaringe (Tsuda et al., 1992).

3.8.2. Cadmio.

Para la mayoría de los seres vivos la principal fuente de exposición al cadmio son los alimentos y el agua (Lehman y Klaassen, 1986; Farmer y Farmer, 2000). La entrada de cadmio en el tubo digestivo no sólo se produce a través de los alimentos y del agua, sino que las partículas de cadmio de mayor tamaño, que son englobadas por el aparato mucociliar en las vías respiratorias altas, son expulsadas y posteriormente deglutidas. La absorción a través del árbol respiratorio tiene mayor importancia en humanos, especialmente en trabajadores con actividades relacionadas de la industria del cadmio y sobre todo en aquellas personas expuestas al cadmio mediante el humo del tabaco (Vahter et al., 2007).

Trastornos de la salud.

En el caso del hombre, la WHO (1992) menciona que la presentación y severidad de los signos, síntomas y alteraciones en el organismo se relacionan con el tiempo de exposición y con la vía de entrada del metal.

Intoxicación aguda.

En la intoxicación aguda se aprecia alteración respiratoria (neumonitis y edema pulmonar), gastroenteritis (malestar gástrico, náuseas, vómito, dolor abdominal, diarrea). Finalmente se pueden presentar aberraciones cromosómicas, efectos teratogénicos y trastornos congénitos.

Humphreys (1990) observó en toros, de un centro de inseminación, que fueron sometidos a una dieta con elevados niveles de cadmio los siguientes signos: inapetencia, astenia, pérdida de peso, anemia hemolítica, disminución de la líbido y trastornos en la queratinización de pezuñas y cuernos. La administración de dosis elevadas de cadmio (50 - 100 mg/kg) en la dieta, en ganado ovino y bovino durante 49 semanas, produjo abortos, fetos muertos o que morían al nacer y que presentaban anomalías congénitas (Wright et al., 1977).

Intoxicación crónica.

En los seres vivos expuestos al cadmio se puede observar anemia, disfunción renal, cálculos renales, trastornos óseos (osteoporosis, osteomalacia), trastornos respiratorios (nariz, faringe, laringe, anosmia), hipertensión, trastornos nerviosos (cefalea, vértigos, alteración del sueño, tremores, sudoración, paresia, contracciones musculares involuntarias), pérdida de peso y apetito, además decáncer de próstata y pulmón.

Lesiones

En la mayoría de los órganos afectados se observa hiperqueratosis del epitelio, especialmente del estómago, como también anomalías degenerativas (Radostits et al., 1999).

3.8.3. Plomo.

Trastornos en la salud

La absorción de plomo puede constituir un grave riesgo para la salud pública provocando retraso del desarrollo mental e intelectual de los niños, o bien causar hipertensión y enfermedades cardiovasculares en los adultos. La intoxicación se debe a la ingestión accidental de compuestos de plomo o a la ingestión de forrajes o alimentos con plomo procedentes de áreas ambientalmente contaminadas (Radostits et al., 1999).

La absorción de plomo por vía oral es cercana al 10% en adultos y se incrementa hasta el 50% en niños (IPCS, 1998). El plomo absorbido se distribuye en distintos órganos y tejidos como riñón, hígado, encéfalo y huesos. Dada su similitud con el calcio, el mayor depósito de plomo se localiza en el tejido óseo. Presenta carácter acumulativo, depositándose en los huesos, interfiriendo en la función del calcio, inhibiendo la síntesis de hemoglobina y causando daños a nivel neurológico (Casey et al., 1995).

Intoxicación aguda.

Es poco frecuente en la actualidad y cuando se presenta aparecen signos y síntomas de encefalopatía o de cólico. Puede haber anemia hemolítica. El diagnóstico de intoxicación aguda por plomo inorgánico puede ser difícil, y dependiendo de los síntomas de presentación, algunas veces se puede confundir con apendicitis, úlcera péptica, pancreatitis o meningitis infecciosa (Canfield et al., 2003).

Los efectos agudos sobre el sistema nervioso central consisten en parestesia, dolor y debilidad muscular. Puede presentarse una crisis hemolítica aguda acompañada de anemia grave y hemoglobinuria. También resultan afectados los riñones con oliguria y albuminuria. Aunque la intoxicación aguda puede causar la muerte, es más frecuente que el paciente se recupere presentando algunos síntomas de la intoxicación crónica; los síntomas crónicos pueden agruparse en gastrointestinales, neuromusculares, nerviosos, hematológicos, renales y reproductivos (Goodman y Gilman, 2007).

Los síntomas gastrointestinales son característicos de la exposición prolongada a dosis bajas de plomo y comienzan con cuadros inespecíficos como anorexia, dolor de cabeza y estreñimiento, marcado gusto metálico y, en la fase más avanzada, espasmos intestinales caracterizados por fuertes dolores abdominales.

Los síntomas neuromusculares por exposición crónica consisten en aparición de debilidad muscular y cansancio, seguida de parálisis que afecta fundamentalmente los músculos del antebrazo, muñeca y dedos de la mano y algunas veces pies. Estos síntomas eran característicos de enfermedad profesional de pintores, expuestos por su actividad a inhalar pigmentos que contenían compuestos de plomo. En la actualidad la sustitución de este tipo de pigmentos y, en general, las mejoras en las condiciones de higiene industrial y en la prevención de riesgos laborales, han propiciado la desaparición de este cuadro de intoxicación neuromuscular en el mundo desarrollado (Goodman y Gilman, 2007).

Los primeros síntomas de encefalopatía en niños son letargo, vómitos, irritabilidad, pérdida de apetito y mareos, que avanzan hasta desembocar en ataxia, reducción de la consciencia, que pueden provocar finalmente coma y muerte. La tasa de mortalidad por encefalopatía debida a plomo es alta, aproximadamente del 25%. Muchos de los pacientes que se recuperan quedan con secuelas, entre ellas retraso mental, convulsiones y atrofia óptica (Goodman y Gilman, 2007).

El plomo provoca múltiples efectos hematológicos, entre ellos la anemia, debida a reducción de la vida media de los hematíes por fragilidad de su membrana e inhibición de la síntesis de hemoglobina (Bertram, 2002).

Intoxicación crónica.

Los efectos renales por exposición crónica del plomo consisten en aparición de fibrosis intersticial asociada a la azotemia renal asintomática, reducción de la velocidad de filtración glomerular, que a su vez ocasiona daños en las células tubulares de la nefrona.

La exposición al plomo se ha asociado con esterilidad y muerte neonatal en personas. En estudios realizados en animales se ha demostrado un efecto tóxico sobre los gametos. El aumento de la concentración de plomo en sangre materna parece corresponderse con una reducción en la duración de la gestación y con bajo peso al nacimiento de las crías (Goodman y Gilman, 2007).

El plomo y sus compuestos están clasificados por la IARC (1987) en el grupo 2B de agentes cancerígenos, probablemente cancerígenos para el hombre. El plomo presenta efectos teratogénicos que se manifiestan específicamente en el sistema nervioso central del feto, interfiriendo con su desarrollo normal.

3.8.4. Mercurio.

Trastornos en la salud.

Los trastornos relacionados por el contacto con mercurio orgánico se presentan mediante la liberación y absorción de pequeñas cantidades de mercurio, las cuales se distribuyen a los tejidos y provocan lesiones degenerativas en cerebro, riñón y una degeneración segmentaria en los nervios periféricos. También como consecuencia del metilmercurio se han observado hemorragias subcutáneas con tendencia al sangrado (Radostits et al., 1999).

Intoxicación aguda.

La inhalación aguda de vapores de mercurio elemental puede causar neumonitis química y edema pulmonar no cardiogénico. La gingivoestomatitis aguda puede ocurrir y también se pueden presentar secuelas neurológicas. La ingestión aguda de sales de cloruro mercúrico puede desencadenar una gastroenteritis hemorrágica, corrosiva y potencialmente amenazar la vida del paciente, seguida en un periodo de horas a días de una necrosis tubular aguda e insuficiencia renal oligúrica (Bertram, 2002).

Intoxicación crónica.

Los signos y síntomas de una intoxicación crónica incluyen temblores, hipertrofia de tiroides, taquicardia, gingivitis, cambios en la personalidad, eretismo, pérdida de memoria, depresión severa, delirios y alucinaciones. Los tres rasgos más usados para reconocer esta enfermedad profesional en la industria son la excitabilidad, los temblores y la gingivitis (Goodman y Gilman, 2007).

Además, se han descrito casos de afección renal causados por exposición crónica al mercurio elemental, cuyos síntomas incluyen la proteinuria y enzimuria, efectos reversibles que desaparecen cuando la persona afectada deja de estar expuesta a los vapores de mercurio (Clarckson, 1992).

Los vapores de mercurio son absorbidos fácilmente en la circulación sanguínea de los pulmones y en el sistema nervioso central humano, y debido a que sigue desarrollándose durante los primeros años de vida también puede dañarse. Los principales efectos tóxicos del metilmercurio en adultos son neurológicos, mientras que la exposición a este compuesto durante el embarazo provoca la aparición de lesiones congénitas del sistema nervioso (Clarckson, 1992).

La neurotoxicidad se manifiesta con temblores y pérdida de sensibilidad en los dedos de las extremidades superiores e inferiores, ataxia, neurastenia, pérdida de visión y audición, espasmos y finalmente coma y muerte (Goodman y Gilman, 2007).

En animales las sustancias mercuriales inorgánicas pueden provocar la coagulación de la mucosa digestiva y desencadenar rápidamente en una gastroenteritis; si los animales sobreviven a este trastorno se absorberá el mercurio y se podrán observar lesiones en los capilares periféricos, especialmente en aquellos lugares por donde se puede eliminar el mercurio como son el riñón (nefrosis), el colon (colitis) y la boca (estomatitis) (Radostits et al., 1999).

Por lo que respecta a su comportamiento como agentes cancerígenos los compuestos de metilmercurio se encuentran clasificados en el grupo 2B, posiblemente cancerígenos para el hombre (IARC, 1987).

Efectos clínicos.

Diversos estudios realizados en animales señalan la alteración de la estructura y función renal, efectos sobre la presión sanguínea y el ritmo cardiaco y efectos sobre el estómago. También se conoce que el mercurio afecta la fertilidad, incrementa el índice de abortos y provoca alteraciones en los fetos y recién nacidos (ATSDR, 1999).

La inhalación de concentraciones elevadas de mercurio elemental puede provocar bronquitis corrosiva y neumonitis aguda, que puede causar la muerte. La exposición crónica, sin embargo, tiene sus efectos tóxicos sobre el sistema nervioso central.

Los efectos teratogénicos son devastadores; la exposición uterina del feto provoca la alteración de las pautas normales de desarrollo y migración de neuronas causando la disrupción de la arquitectura normal del cerebro (Clarkson, 1983; Sager et al., 1984).

3.8.5. Cobre.

Trastornos en la salud.

Es importante tener presente que entre los metales pesados estudiados es el único que se requiere como complemento o suplemento en la alimentación de personas y animales, por ser componente esencial de varias enzimas que se requieren para las funciones fisiológicas, y en especial las metabólicas.

Intoxicación aguda.

La exposición aguda por ingestión de sales solubles de cobre, como el sulfato, puede producir necrosis hepática ocasionando la muerte. Existen múltiples casos documentados de intoxicación aguda como consecuencia de la ingestión de sulfato de cobre, usado como pesticida. Algunos signos y síntomas suelen ser vómitos, salivación excesiva, dolor abdominal y diarrea (heces líquidas y verdosas), colapso y muerte (Anon, 1966).

Intoxicación crónica.

La exposición crónica al cobre por ingestión de alimentos conservados en recipientes de este metal se ha asociado a la aparición de lesiones hepáticas en niños (OMS, 1996).

Se han señalado algunos efectos como hemólisis letal en vacas lecheras a dosis de 38 mg/kg P.V. (Bradley, 1993; Puls, 1994). El ganado ovino es la especie más sensible a los efectos del cobre tolerando apenas 25 mg/kg P.V. Esta particularidad radica en su metabolismo (Radostits et al., 1999). Tanto en los casos agudos como en los crónicos la mortalidad se aproxima al 100%. En el ganado bovino se necesitan alrededor de 220 a 880 mg/kg de peso corporal para causar la muerte (Radostits et al., 1999).

Las concentraciones altas de sales solubles de cobre producen una coagulación proteica. La ingestión de grandes cantidades de cobre provoca la inflamación severa de la mucosa digestiva, vómitos, salivación intensa, dolor abdominal, diarreas y causa un choque intenso (colapso y muerte) (Buck, 1973). Si el animal logra sobrevivir desarrollará una hemólisis intravascular. Las muertes rápidas se deben a una insuficiencia hepática, mientras que los decesos tardíos se producen por una insuficiencia renal secundaria a una necrosis tubular (Radostits et al., 1999). No existe evidencia de efectos cancerígenos del cobre o de sus compuestos por ninguna vía de exposición.

Lesiones.

El bajo aporte de cobre en el organismo puede generar diversas alteraciones entre las que se destacan anemia hipocrómica, disminución de la tasa de crecimiento, cuadros diarreicos severos, cambios de coloración del pelo o de la lana, ataxia neonatal, alteración del crecimiento de los huesos largos, debilidad, fragilidad, infertilidad temporal e insuficiencia cardiaca (Osweiler et al., 1985; Miller et al., 1993; Benedito et al., 1998; Radostitis et al., 1999; Cardoso et al., 2001; Underwood y Suttle, 2003; Sharma et al., 2005; Bustamante et al., 2008). También, se conoce que un bajo nivel de cobre en el ganado se asocia con el aumento de los neutrófilos sanguíneos (Arthington, 2003).

3.9. Sustancias presentes en los biosólidos.

Es preciso tener presente que algunos de los suelos y fincas donde normalmente se desarrollan las actividades de producción en ganadería de leche, en el entorno de la ciudad de Medellín (Colombia) son fertilizados con biosólidos, provenientes de la planta de tratamiento de aguas residuales de San Fernando, ubicada en el municipio de Medellín. Por ello traemos a colación una breve revisión bibliográfica relacionada con los biosólidos.

Los biosólidos se definen como el material biológico originado en la transformación de lodos orgánicos a través de diversos tratamientos que reducen su nivel de patogenicidad, su poder de fermentación, su capacidad de atracción de vectores y que buscan otorgarles aptitud para una utilización posterior en el campo agrícola, en la recuperación de áreas degradadas o en el proceso de ceramización para el sector industrial (Vélez, 2006).

Las plantas de aguas residuales o plantas depuradoras de agua han sido planificadas durante el último siglo como una posible solución, al separar los materiales (sedimentos) más gruesos de los más finos y entregar al final del proceso unos lodos, que, tras ser estabilizados biológicamente, recibirán el nombre de biosólidos. La calidad de los biosólidos depende fundamentalmente de cuatro principales grupos de contaminantes: metales, nutrientes y materia orgánica, otros componentes orgánicos y componentes patógenos que vamos a describir a continuación.

3.9.1. Metales.

Principalmente hace referencia a las concentraciones de zinc (Zn), cobre (Cu), níquel (Ni), cadmio (Cd), plomo (Pb), mercurio (Hg) y cromo (Cr). Su potencial de acumulación en los tejidos humanos y su biomagnificación suscita preocupaciones ambientales y sanitarias. Los metales están siempre presentes en concentraciones bajas en aguas residuales domésticas, pero las concentraciones que pueden ser preocupantes aparecen en aguas residuales industriales (Matthews y Lindner, 1996).

Por otra parte, los metales pesados se encuentran de manera natural en la litósfera, hidrósfera y atmósfera en concentraciones tales que por lo general no perjudican las diferentes formas de vida. Sin embargo, los procesos y especialmente los antropogénicos han ocasionado un paulatino aumento puntual de dichas concentraciones en los diferentes componentes del suelo (Gómez, 2002).

3.9.2. Nutrientes y materia orgánica.

Entre los elementos más importantes se encuentra el nitrógeno y fósforo. Su peligrosidad radica en su potencial de eutroficación para las aguas subterráneas y superficiales; sin embargo, se pueden considerar como fertilizantes valiosos, de forma similar a otros fertilizantes orgánicos.

3.9.3. Componentes orgánicos.

Los plaguicidas, disolventes industriales, colorantes, plastificantes, agentes tensoactivos y muchas otras moléculas orgánicas complejas, generalmente con poca solubilidad en agua y elevada capacidad de absorción, tienden a acumularse en los lodos afectando con su composición la calidad de los mismos.

3.9 4. Componentes patógenos.

Los más importantes que se han encontrado en los lodos son las bacterias (gram negativas y enterobacterias), los virus (especialmente enterovirus), los protozoos, los trematodos, los cestodos y los nematodos. Los residuos de animales sacrificados o muertos accidentalmente, los desechos hospitalarios y funerarios, entre otros, pueden elevar la carga y la diversidad de patógenos en el efluente.

3.9.5. Clasificación de los bisólidos.

La producción de biosólidos a partir del tratamiento de aguas residuales no es nueva en el mundo. Se conocen publicaciones ya desde el siglo XIX, y en 1920 existían opciones comerciales a partir de la transformación de los biosólidos en fertilizantes agrícolas (Vélez, 2006).

Teniendo en cuenta la norma EPA (Federal Register. 40 CFR. Part. 503/1990) sobre utilización de biosólidos, estos se pueden clasificar de la siguiente forma:

Biosólidos clase A. Son denominados de calidad excepcional, presentan poca densidad de *coliformes* fecales, inferiores a 1.000 NMP (número más probable) por gramo de sólidos totales o una densidad de *Salmonella sp.* inferior a 3 NMP por 4 gramos de sólidos totales. La densidad de virus entéricos debe ser menor o igual a 1 UFC (unidades formadoras de colonias) por 4 gramos de sólidos totales y los huevos viables de helmintos inferiores a 1 por 4 gramos de sólidos totales. Un biosólido con estos niveles, que además haya tenido algún tratamiento para reducir vectores no tiene restricciones para aplicación agraria y sólo será necesario solicitar los permisos para garantizar que estas normas han sido cumplidas.

Biosólidos clase B. Presentan una densidad de *coliformes fecales* inferior a 2 x 10^6 NMP por gramo de sólidos totales y 0,2 x10^8 UFC por gramo de sólidos totales. Este tipo de biosólidos deberán recibir tratamiento y serán los que mayores restricciones presenten para uso agrícola.

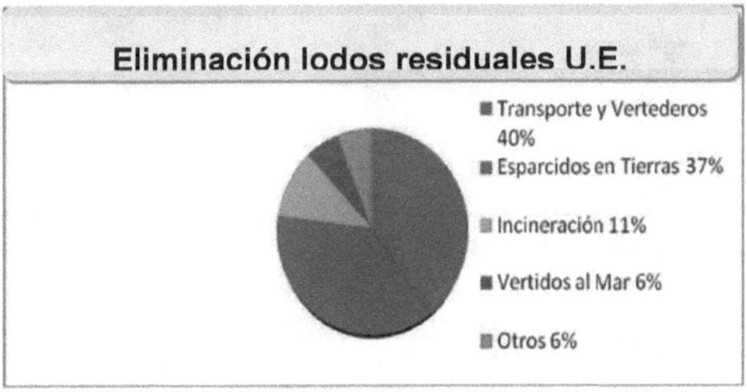

Figura 4. Eliminación de lodos residuales en la U.E. en 1994 (Smith, 1996).

En la figura 4 se aprecia que en la Unión Europea alrededor del 37% de los lodos son utilizados como fertilizantes en tierras, un 40% son eliminados en vertederos, una cantidad mucho menor (6%) son vertidos al mar o hacia otros destinos.

Parámetro	Concentración límite para biosólidos aplicados al suelo (mg/kg, MS)	Concentración límite para biosólidos aplicados sólo en agricultura (mg/kg, MS)
Arsénico	75	41
Cadmio	85	39
Cobre	4.300	1.500
Plomo	840	300
Mercurio	57	17
Molibdeno	75	NE
Níquel	420	420
Selenio	100	100
Zinc	7.500	2.800

Tabla 8. Concentración máxima de metales para biosólidos en Colombia (García, 2004).

Los biosólidos de acuerdo con el decreto en estudio, contemplan su uso para diversos destinos: uso agrícola y pecuario, uso forestal, utilización en suelos degradados, áreas de ornato y recreación, uso como materia prima en elaboración de abonos y enmiendas orgánicas, utilización para cobertura final o intermedia de rellenos sanitarios, como inoculante en biorremediación de suelos, y por último para la elaboración de materiales de construcción.

Metal pesado (mg/kg)	Colombia (1)	USA (2)	Unión Europea	Norma Epa40cfr503Pc-Eq (Quality)	Límites Unión Europea 86/278/CE
Arsénico	0,47	4,9	ND	41	No
Cadmio	2,78	25	4	39	20 - 40
Cobre	180	616	380	1.500	1.000 -
Cromo	849	178	145	No regulado	No
Mercurio	0,85	2,3	2,7	17	16 - 25
Níquel	65,4	71	44	420	300 - 400
Plomo	84	204	97	300	750 -
Selenio	0,46	6	ND	100	No
Zinc	966,3	1.285	1.000	2.800	2.500 -

Tabla 9. Características químicas de los biosólidos de Colombia y su comparación con biosólidos de USA y de la UE.

(1). Promedio ponderado de concentraciones de las PTAR El Salitre (Bogotá), San Fernando (Medellín), Cañaveralejo (Cali), Río Frío (Bucaramanga), América y Comfenalco (Ibagué).

(2). Contaminación urbana por aguas residuales y lodos (Dager, 2001).

Tóxico	Lixiviados biosólidos San Fernando (mg/kg)	Regulación Epa 40FR 261 (mg/kg)
Arsénico	< 0,0005	5
Bario	< 0,04	100
Cadmio	< 0,0005	1
Cromo	4,2	5
Plomo	< 0,001	5
Mercurio	< 0,065	0,2
Molibdeno	75	NE
Níquel	0,25	No regulado
Plata	< 0,01	5
Selenio	< 0,005	1
Corrosividad (pH)	7,36	< 4
Ignición	No	No
Reactividad	No	No

Tabla 10. Análisis de test de lixiviación para biosólidos de la planta San Fernando, Medellín, Colombia (García, 2004).

Como se observa en la tabla 10 los principales metales tóxicos en los lixiviados de la planta San Fernando se encuentran muy por debajo de los niveles fijados por la regulación establecida por Epa 40FR 261.

Lugar	Distancia	OD (mg/l)	ST (mg/l)	SS (mg/l)	DBO
Primavera	0	7,8	131,75	15,86	2,52
Ancón sur	13	6,7	287,38	197	11,63
Sofasa	19	5,5	329,11	190,30	48,71
Eafit	22	4,0	392,90	233,36	69,13
Guayaquil	26	1,3	553,70	355,91	101,86
Barranquilla	28	2,5	732,89	515,30	85,46
Acevedo	33	0,5	807,70	604,70	95,03
Machado	38	0,8	801,10	579,91	88,57
Girardota	52	3,0	847,50	580,60	58,73
Hatillo	65	0,8	901,11	637,56	53,90
Yarumito	80	6,0	613,25	385,13	30,52
Gabino	99	5,3	471,43	272,43	37,60

Tabla 11. Calidad promedio del agua en el río Medellín en 1991 (Empresas Públicas de Medellín, 1994). DBO: demanda biológica de oxígeno.

Debido a la contaminación del río Medellín varios usos del agua se encuentran restringidos. Así, a la altura de los municipios de Sabaneta e Itagüí las aguas del río presentan altos niveles de contaminación, lo cual hace que no sean aptas para el riego de zonas verdes dedicadas al ocio.

En los municipios de Bello, Copacabana y Girardota predominan zonas residenciales y algunas otras áreas dedicadas a la ganadería y la recreación. En estos lugares la calidad del agua del río no es compatible con alguno de sus usos potenciales, tales como el empleo en piscicultura, llenado de piscinas y riego de cultivos, jardines y zonas de ocio (Sánchez y Uribe, 1994).

Municipio	Descargas industriales (DBO kg/día)	Descargas municipales (DBO kg/día)
Caldas	-	3.012,1
Sabaneta	3.522,4	1.598,3
La Estrella	312	2.271
Itagüí	26.307	9.900
Envigado	1.209,7	7.575,6
Medellín	37.300,4	99.715
Bello	2.596,3	15.008
Copacabana	2.015	3.045,3
Girardota	411,8	1.695,3
Barbosa	15.525	2.170,6
Total	89.199,6	145.991,2

Tabla 12. Descargas industriales y municipales al río Medellín (Empresas Públicas de Medellín, 1991). DBO: demanda biológica de oxígeno.

En la tabla 12 se puede apreciar que, de todos los municipios muestreados, el de Medellín presenta los mayores indicadores de contaminación. Uno de estos parámetros se basa en la DBO como indicador de la calidad del agua, y que está claramente aumentado tanto en las descargas industriales como en las municipales del municipio de Medellín.

Indicador	Cantidad
DBO (industrial kg/día)	89.199,6
DBO (municipal kg/día)	145.991,2
DBO total (kg/día)	235.190,8
SS (industrial Bello y San Fernando)	55.331,1
Caudal Bello y San Fernando	441,58

Tabla 13. Cargas contaminantes generadas en el área metropolitana, Medellín - Valle de Aburrá (Empresas Públicas de Medellín, 1991).

Hace unos años (1981 - 1983) las Empresas Públicas de Medellín (EPM) pusieron en marcha las recomendaciones de saneamiento del río Medellín, en sus quebradas y afluentes. La prioridad fue la construcción de colectores y plantas de tratamiento de aguas residuales. De esta forma los colectores conducirán las aguas residuales domésticas e industriales a la planta de San Fernando y Bello. Los primeros colectores fueron construidos entre 1960 y 1970. Como segunda prioridad las EPM están caracterizando los vertidos de las industrias localizadas en la zona y formulando programas de monitorización de la calidad del agua del río Medellín (Sánchez y Uribe, 1994).

Componente	Medellín (%)	Cali (%)	Bogotá (%)	USA (%)
Papel y cartón	18	13	18,29	44
Vidrio y cerámica	3	3,7	4,62	9
Plásticos y caucho	7	4,7	14,19	3
Cueros madera	0,8	-	1,76	2
Textiles	4,6	3,1	3,82	2
Vegetales putrescibles	57	71,9	52,31	17
Ladrillos y cenizas	8	-	0,3	5
Metales	5	1,7	1,64	9

Tabla 14. Comparación de la composición física de los residuos sólidos a nivel nacional e internacional (Carrasquilla y Herrera, 1992).

La generación de residuos sólidos crece proporcionalmente con el aumento de la población y con el incremento en su nivel de ingresos, que a su vez relaciona la demanda y oferta de todo tipo de bienes y servicios. Ello genera grandes volúmenes de residuos provenientes de diversas actividades entre las que cabe señalar industriales, comerciales, institucionales, y domésticos, entre otros. El índice de residuos sólidos establecidos en los centros urbanos se estima en 0,57 kg/per cápita/día y con tendencia a aumentar.

Sector industrial	Caudal vertido (Tm/día)	Sector (%)
Alimentos sin carnes	141,99	21
Minerales	102,59	15,2
Vidrio	76,03	11,2
Cerveza	60,03	8,9
Papel	59,64	8,8

Tabla 15. Sectores industriales más importantes respecto a la contaminación y caudal de vertido (Carrasquilla y Morillo, 1994).

La industria cárnica produce en la contaminación del caudal cerca de 142.000 Tm/día (21% del total de la industria). Le siguen en importancia el procesamiento de minerales que incluye la fabricación de cementos, cal y yeso, pero no la extracción, con una producción de 102.600 Tm/día (15,2%). La industria de vidrio produce aproximadamente 76.000 Tm/día, mientras que, por su parte la producción de cerveza, malta y papel es capaz de generar 60.000 Tm/día, y así sucesivamente hasta llegar aproximadamente a un caudal vertido de más de 500.000 Tm/día (Sánchez y Uribe, 1994).

Componente	Concentración detectada (µg/l) (1*)	Número de vertederos estudiados	Concentración detectada (µg/l) (2**)	Número de vertederos estudiados
As	11 <	6	30 - 5.800	5
Ba	100 -	5	10 - 3.800	24
Cd	5 - 8.200	6	-	-
Cr	1 - 208.000	7	10 - 4.200	10
Cu	1 - 16.000	9	10 - 2.800	15
Hg	0,5 - 7	7	0,5 - 0,8	5
Ni	20 - 48.000	4	20 - 670	16
Pb	1 - 19.000	6	300 - 19.000	3
Se	3 - 590	4	10 - 590	21
C-N	-	-	5 - 14.000	14

Tabla 16. Selección de componentes inorgánicos detectados en el lixiviado de vertederos de residuos tóxicos.

(1) Gestión del lixiviado de residuos tóxico. Informe SW-871 preparado por la EPA por Shuckrow, Touhill. y Associates, Inc. Pittsburgh, Pennsylvania; Estados Unidos (1981).*

*(2**) Traslado subterráneo predominante de sustancias químicas tóxicas en vertederos de residuos industriales seleccionados. Informe Epa/530/SW.634 preparado para la EPA por Geraghty y Miller (1997).*

Como se observa en la tabla 16 los lixiviados en general contienen altas concentraciones de sedimentos, entre los que cabe destacar los metales pesados con valores muy variados en los diferentes vertederos estudiados.

Es preciso considerar lo citado por Seoanez y Angulo (1999), quienes sostienen que la descomposición biológica es un fenómeno a tener en cuenta, por su incidencia, sobre la mayor o menor persistencia de los compuestos orgánicos, procedan éstos de vertidos o bien sean de origen natural.

Parece ser que las aguas residuales y sobre todo los lodos que se originan en estaciones de tratamiento aumentan los contenidos de Zn, Pb, Cu y Cd en el suelo hasta una profundidad de 30 o 40 centímetros, apareciendo su máximo incremento en los primeros 5 centímetros de la superficie. El problema radica en saber si la parte asimilable sigue la misma distribución en el suelo o por el contrario la distribución es diferente. Según varios autores, los metales como contaminantes del suelo son persistentes e irreversibles, especialmente el cadmio, el cual es asimilado por la vegetación, lo que podría perturbar gravemente a las plantas y a los animales que las consuman (Seoanez y Angulo, 1999).

Felipo (1995) considera que la biodisponibilidad de metales en el sistema suelo-planta por aporte de lodos se ha estimado a partir de los coeficientes de transferencia, observándose que el Cd y el Zn poseen los valores más elevados. En general se acepta que la biodisponibilidad es superior para Cd, Cu, Ni y Zn que, para Pb, Hg y Cr, pero incluso para los metales de más fácil biodisponibilidad la cantidad transferida al cultivo es inferior a 0,05% de la cantidad aplicada anualmente por los lodos.

La acumulación en determinados tejidos y órganos es variable, así algunos metales como el Cr y el Hg son más zootóxicos que fitotóxicos. Por el contrario, la elevada fitotoxicidad del Cu, Ni y Zn hacen que los vegetales actúen de barrera de protección frente a la cadena trófica (Felipo, 1995).

De igual forma, en algunos estudios se ha demostrado que la biodegradación de varios elementos (metales) se intensificó al sembrar pastos en los suelos contaminados con PAH (compuestos aromáticos polinucleares). A la vez corroboraron que la rizósfera de plantas como la alfalfa (*Medicago sativa*) tenía poblaciones microbianas en mayor cantidad cuando crecía en suelos contaminados (Sarrubi, 2004). En general parece que en las hortalizas los metales tienden a asimilarse con mayor facilidad que en las gramíneas, siendo al mismo tiempo más sensibles a la toxicidad las hortalizas y más tolerantes las gramíneas (Felipo, 1995).

En relación con el estudio de plantas fitorremediadoras Troung (2005) sostiene que el pasto a base de la planta vetiver (*Vetiveria zizanoides*) presenta una gran afinidad por la captura de metales pesados y que, en regiones como Yolo, en el Norte de California donde se presentan graves problemas de polución de mercurio, el vetiver se ha comportado como una planta promisoria en fitorremediación.

El reciclamiento de los biosólidos se basa en rigurosos métodos científicos que han demostrado los beneficios de dicho reciclamiento. Estas políticas no están impulsadas por la economía y la decisión sobre que opción debe seleccionarse, sigue siendo una decisión en muchos casos personal o como mucho local (Gervin, 2005).

Por su parte Alliende (2006) menciona que Vanden Huges, considerado autoridad mundial en materia ambiental, destaca que en el contexto legislativo no significa que el esparcimiento de lodos sea una actividad de riesgo. Éste investigador sostiene que los numerosos estudios realizados en Europa y USA han verificado la inocuidad de esta práctica y la eficacia agronómica de los lodos. Esto ha ido acompañado de un nuevo enfoque donde se considera a los biosólidos no como un desecho, sino un producto con múltiples aplicaciones y que puede homologarse de acuerdo a las normas de calidad y trazabilidad para comercializarse en el mercado. Por ello es una tendencia cada vez más creciente la creación de centros de compostaje y secado de lodos.

Con relación a los metales pesados una de las clasificaciones para metales es reportada por la AAFCO americana (1996), que clasifica los metales en altamente tóxicos, tóxicos, moderadamente tóxicos y ligeramente tóxicos y proporciona unos valores máximos recomendables que se presentan en la tabla 17, y que son en generalmente bastante elevados en comparación con las clasificaciones realizadas por otras entidades.

Categoría	Nivel máximo (mg/kg)	Metal
Altamente tóxico	10	Cadmio, mercurio, selenio
Tóxico	40	Bario, cobalto, cobre, plomo, molibdeno, tungsteno, vanadio
Moderadamente tóxico	400	Antimonio, arsénico, yodo, níquel
Ligeramente tóxico	1.000	Aluminio, boro, bromo, bismuto, cromo, manganeso, zinc

Tabla 17. Niveles máximos recomendables de metales pesados en alimentos animales (AAFCO, 1996).

La Comisión conjunta FAO/OMS del Codex Alimentarius (FAO/OMS, 2000) propone limitar en los productos animales los niveles máximos para plomo y cadmio. En la Unión Europea estas recomendaciones son de obligado cumplimiento desde el 5 de abril, de 2002, fecha de entrada en vigor del Reglamento (EEC) 466/2001, que fija los valores máximos de plomo de 0,02 mg/Kg para leche (en peso fresco) y 0,1 mg/kg para carnes y 0,5 mg/kg para despojos comestibles. Para cadmio los niveles fijados son de 0,05 mg/kg para carnes, de 0,5 mg/kg para hígado y de 1,0 mg/kg para riñones. Para mercurio sólo se fijan límites en pescado (Méndez, 2000).

Con respecto a la ingesta de metales pesados por parte de la población, en la tabla 18 se muestran valores del País Vasco (España) entre los años 1990 – 1995, elaborados mediante estudios de la cesta de la compra, con un muestreo muy completo de alimentos (91 en total) y el posterior análisis de contaminantes y entre ellos, los metales. Las ingestas diarias de productos animales consideradas en la encuesta fueron 40,9 g/día de huevos, 163,2 g/día de productos cárnicos y 351,3 g/día de productos lácteos (Jalón et al., 1997).

Metal	Ingesta (µg/d)	Límites	% ISTP
Plomo	33	243	14
Cadmio	11	98	16
Mercurio	18	49	37
Arsénico	297	-	-

Tabla 18. Ingesta de plomo, cadmio, mercurio y arsénico y % de ingestas semanales tolerables provisionales en el País Vasco (España), 1990 - 1995 (Jalón et al., 1997).

En la tabla 18 se observa que no hay problema en la ingesta de metales pesados en el País Vasco en comparación con los límites fijados por la OMS y la FAO. Pero si se compara con los límites permisibles establecidos, metales como el plomo y el cadmio presentan niveles peligrosamente cercanos a dichos límites.

3.10. Metales pesados en diferentes matrices.

En Colombia desde hace bastante tiempo es conocido que la erosión y lixiviación de suelos por la tala indiscriminada de bosques en las cuencas de los ríos Magdalena, Cauca, Sinú, San Jorge, Atrato y Orinoco, la minería del oro, carbón, la explotación petrolera, las actividades agropecuarias intensivas y la creciente actividad industrial de las grandes capitales, así como las actividades portuarias, han comenzado a generar problemas ambientales muy diversos relacionados con aumentos de los niveles de metales. Se calcula que en 20 años la colonización solo en la cuenca del río Magdalena ha destruido 3,5 millones de hectáreas de bosques, lo que ha generado el transporte de sedimentos hasta alcanzar los 133.000 Tm/año y, en varias estaciones de los principales ríos, la concentración de metales pesados (cadmio, hierro, mercurio, plomo, zinc) supera los niveles permitidos en aguas naturales (Corpoica, 1999; Departamento Nacional de Planeación, 2000; Ministerio del Medio Ambiente y Desarrollo, 2010).

Por fortuna en el tema de la salud pública, en los últimos años ha existido una mayor preocupación de los efectos adversos que tienen estos metales, principalmente en la población infantil. Esto ha llevado a que los gobiernos de los países más industrializados, en especial en regiones con alta densidad poblacional, donde los suelos son intensamente utilizados, hayan actualizado sus legislaciones con el fin de aplicar normas que reduzcan las concentraciones de metales pesados en el ambiente (Granero y Domingo, 2002; Hernández et al., 2007; Krishna y Govil, 2008; Dantu, 2009; Sun et al., 2010).

En la actualidad los principales riesgos ambientales en la transferencia de metales pesados desde el suelo a las plantas son la entrada de los metales en la cadena trófica, la pérdida de cobertura vegetal o de la cosecha por su fitotoxicidad y la absorción de metales desde el suelo por plantas tolerantes que pueden producir efectos tóxicos en la flora y la fauna (Kabata-Pendias, 2001). Por lo tanto, además del suelo, las plantas son un elemento importante a considerar en los procesos de contaminación, esto es especialmente relevante en zonas agrícolas con actividades intensivas, ya que la transferencia de metales pesados a los seres humanos puede producirse de manera directa (Hamilton, 1995; Kabata-Pendias, 2001; Peris, 2006).

También algunos países ya indican el peligro por metales pesados en el ambiente como la Norma Mexicana de 18 de octubre de 1993, donde menciona que las sales solubles en agua de metales como Pb, Hg, As y Cd son muy tóxicos y acumulables por los organismos que los absorben, y a su vez son fuentes de contaminación de las cadenas alimenticias.

Asimismo, Andreoli et al. (2000) señalan que el incremento de metales pesados en el suelo depende del contenido original del metal, la textura del suelo, el contenido de materia orgánica y de la capacidad de intercambio catiónico, entre otros.

De la misma forma investigadores como Bowen (1979) indica que, teniendo en cuenta la concentración de metales en los suelos, los metales más abundantes son Mn, Cr, Zn, Ni y Pb con cantidades que pueden alcanzar hasta 1500 ppm, si bien el Mn puede llegar a 10.000 ppm. En menores concentraciones se encuentran el Co, Cu y As que van desde 0,1 hasta 250 ppm y en mínimas concentraciones están el Cd y Hg, cuyas concentraciones van de 0,01 hasta 2 ppm.

La literatura reporta que la acumulación de los metales pesados tiene lugar en la parte biológicamente más activa del suelo, de modo que los metales pueden ser fácilmente accesibles para los cultivos (Nriagu, 1989). Las reacciones químicas, que tienen lugar en el suelo, controlan el movimiento de los metales dentro del suelo y su absorción por las plantas (Tiller, 1989). Por lo tanto, es necesario conocer de qué manera se comportan los metales en el suelo y cómo repercute su introducción y comportamiento en la transferencia de metales a las plantas (Hamilton, 1995).

Respecto a las características y propiedades del suelo que influyen en las reacciones, transformaciones y movilidad de los metales en el suelo es preciso tener en cuenta que el pH, el potencial redox, la materia orgánica, la superficie específica de los coloides, los carbonatos, la capacidad de intercambio catiónico, los óxidos de Fe y Mn, el tipo y la cantidad de arcilla, entre otros, son muy importantes (Ross, 1994b; Oliver, 1997; García, 2004; Peris, 2006; Pastor y Hernández, 2009; Rodríguez-Fuentes et al., 2008).

En cuanto a los procesos de absorción y actividad de los metales pesados en el suelo el pH es uno de los principales factores que los regula (Houba et al., 1996; Cala-Rivero, 1997). Además, los resultados obtenidos por Bastain et al. (1993) sugieren que el pH es la característica edáfica que más afecta a la absorción de Cd, Cu y Pb. La forma en que el pH afecta a la asimilación de los metales en el suelo ha sido explicada por diversos mecanismos; algunos de estos mecanismos son la precipitación, la hidrólisis metálica seguida de la absorción de las especies de metales y la competencia de los cationes metálicos por los sitios de intercambio (Basta y Tabatabai, 1992) o la ionización de grupos superficiales, el desplazamiento del equilibrio en las reacciones de interacciones superficiales, la competencia con H_3O^+ y Al^{3+} por los sitios negativos y los cambios en la especiación metálica (Msaky y Calvet, 1990; Seoanez y Angulo, 1999; Galindo, 2009). En los suelos ácidos (pH< 5,0) y contaminados, la absorción de metales pesados presenta el siguiente orden: Pb>Cu>Cd. Además, en suelos con sustancia inorgánica el Pb y Zn se absorbieron bien, en contraste con suelos orgánicos donde los metales que mejor se captaron fueron el Cd y el Cu (Elliot et al., 1991).

De igual forma los constituyentes de la materia orgánica le proporcionan sitios para la absorción de metales (grupos funcionales con comportamiento ácido, tales como carboxílicos, fenólicos, alcohólicos, enólicos-OH y grupos aminos), pudiendo ser la principal fuente de la capacidad de intercambio catiónico en las capas superficiales del suelo (McLean y Bledsoe, 1992). Además, la materia orgánica puede retener a los metales, tanto por su capacidad de intercambio catiónico como por su capacidad quelante (Sauvé et al., 1998; Adriano, 2001).

Es importante tener en cuenta que los metales pesados de acuerdo al origen pueden clasificarse en litogénicos y antropogénicos. El segundo grupo está conformado por el Cd, Pb, Cu, Cr y Zn, que se agrupan por tener generalmente un origen de las actividades humanas en las parcelas, denominándose factor antropogénico (Peris, 2006), y su contenido de Cu y Pb están condicionados positivamente por la conductividad eléctrica, la materia orgánica y la capacidad de intercambio catiónico, y negativamente por el pH (Peris, 2006).

Otras investigaciones sugieren finalmente que tras la aplicación continua de aguas residuales los valores de Cd y Pb se han incrementado hasta niveles de 3 y 200 ppm, respectivamente (Perucci, 1992; Silva et al., 2001).

3.10.1. Arsénico en diferentes matrices.

Se conoce que el As es uno de los metales pesados más abundantes en la corteza terrestre, sus niveles pueden aparecer entre 1,5 a 2 ppm. También está presente en el agua, pero sus concentraciones en el suelo pueden estar por encima de estos valores debido al uso de pesticidas arsenicales, fundiciones, como preservativo de maderas, en minería, en carbón para uso industrial y erosión causada por el uso intensivo de la tierra, entre otros (Anke et al., 1985; ATSDR, 1999). Se ha observado que en vacas y ovejas los compuestos arsenicales han provocado innumerables muertes debido a sus efectos tóxicos, al usarlos accidentalmente o mezclados como insecticidas, antihelmínticos, rodenticidas, etc (Underwood, 1973).

En la Unión Europea la concentración máxima aceptable de As en el agua es de 50 ppb, a pesar de que el arsénico en agua es poco soluble. El- Bahri y Ben Romdane (1991) manifiestan que actualmente el problema de intoxicación pueda deberse al uso continuado de organoarsenicales, en altas dosis, para controlar diferentes infecciones y, en bajas dosis, para estimular el crecimiento de los animales de abasto, como es utilizado en alimentación de los cerdos.

En cuanto a la contaminación por arsénico para el caso de los mamíferos, se piensa que puede existir una barrera sangre-mamaria frente al As. Así lo demuestran varios estudios independientes, en los que a un grupo de vacas se le suministró diferentes compuestos de arsénico a través de la alimentación, sin que se observara un aumento significativo del contenido de arsénico en la leche (Jonnalagadda y Rao, 1993).

De acuerdo a lo citado por Arnold et al. (2005) con relación a los orígenes de contaminación por metales pesados, concentraciones elevadas de arsénico en la leche pueden deberse a la utilización de medicamentos e insecticidas en los hatos. De igual forma Jones et al. (1996) han encontrado cantidades de As tóxicas para el hombre en la leche de ganado vacuno expuesto a pastos tratados con un herbicida arsenical.

Por otra parte, teniendo en cuenta la transferencia de los metales desde el sistema suelo-planta a los seres humanos se puede observar que la contaminación excesiva por metales pesados de los suelos consigue afectar de manera directa a la salud humana (Nriagu, 1989). Aún más los metales pueden llegar a los seres humanos desde el suelo, bien por ingestión directa o a través de la ingestión de plantas y/o animales, aunque también a través del aire y las aguas superficiales (Chang y Mowat, 1992; Oliver, 1997). Ahora bien, la contaminación de manera indirecta por metales pesados tiene efectos sobre el bienestar del ser humano al interferir en la "salud" ambiental (Asuero et al., 1984; Nriagu, 1989).

Archer y Hodgson (1987) mencionan que en el suelo se encuentran concentraciones considerables de As y menores en las plantas. Estos mismos autores, en los suelos agrícolas de Inglaterra y Gales, reportaron concentraciones promedio de 10,4 ppm hasta contenidos de 140 ppm en áreas mineras. Sin embargo, en un estudio realizado en el suroeste de Inglaterra se obtuvieron valores tan elevados como de 727 ppm y se demostró que un área de aproximadamente 722 Km^2 estaba contaminada con arsénico (Thornton, 1981). Burgos et al. (2008) en parcelas cercanas a las minas de Aznalcóllar (España) en los suelos superficiales encontraron 4,44 ppm. La EPA (1992) en suelos contaminados reportan cantidades entre 100 y 1000 ppm. De la misma forma Cabrera et al. (2008) en suelos contaminados en España hallaron valores de 121 ppm.

Con relación al pH del suelo se conoce que generalmente los metales permanecen retenidos en la superficie a pH básicos, mientras que a pH ácidos los metales son más solubles siendo, por lo tanto, mayor su disponibilidad para las plantas (Ross, 1994a). No obstante, existen excepciones, pudiendo estar algunos metales como el As, Se y Cr hexavalente más biodisponibles a pH básicos (McLean y Bledsoe, 1992).

Ammerman (1970) sostiene que las plantas forrajeras absorben poco As y suelen contener menos de 0,5 ppm, aunque estos valores pueden aumentar mediante la contaminación del suelo con el uso de pesticidas y otros suplementos que contengan arsénico.

En el mismo sentido Peña et al. (2001) reportaron concentraciones de As en vegetales menores a 1,5 ppm, pudiendo disminuir por crecimiento y por clorosis e incorporándose a la cadena alimenticia (a excepción del Pb y Hg); además las formas orgánicas del As no son tan tóxicas.

3.10.2. Cadmio en diferentes matrices.

Como mencionó anteriormente Arnold et al. (2005) y de acuerdo con los orígenes de contaminación por metales pesados, las concentraciones elevadas de metales como el cadmio en la leche pueden deberse al almacenamiento en utensilios y equipos en mal estado, deteriorados o previamente contaminados por mala higiene, etc. El cadmio contenido en la leche y productos lácteos son usualmente muy bajos, excepto cuando los animales han consumido alimentos contaminados (Pavlovic et al., 2004). No obstante, algunas investigaciones han mostrado anormalmente altas concentraciones para el Cd (Baranowska et al., 2005; Hernández et al., 2007; Rodríguez et al., 2008; Galindo, 2009). Por ejemplo, Zamora et al. (2008) encontraron niveles elevados de cadmio (2,30 ppm) en suelos bajo riego permanente con aguas residuales.

Se sabe que las fuentes inorgánicas de Cd añadidas a la leche son bien absorbidas (Bremner, 1993), pero el Cd no se transmite de modo natural a través de la leche materna (Suttle et al., 1966). Ahora bien, la deficiencia de Ca, Fe o Zn pueden aumentar la absorción y retención del Cd (Kollmer y Berg,

1989). La administración de Se y S pueden reducir la toxicidad por Cd, en especial el azufre disminuye el Cd en riñón e hígado de la oveja hasta en un 60% (Smith y White, 1991).

La literatura plantea que el cadmio presenta un potencial peligro de contaminación en el ambiente y que los forrajes y alimentos que consumen los animales contienen niveles hasta de 0,5 ppm (NRC, 1980). De la misma forma la EPA (1992) establece que en suelos contaminados las concentraciones pueden alcanzar valores entre 3 y 10 ppm. En suelos arcillosos la captación por las plantas vegetales es baja; estos suelos y forrajes no suelen contener más de 1 ppm. Pero en ciertas ocasiones los suelos pueden ser enriquecidos con fertilizantes ricos en Cd o con restos de minería y de fundición de metales como ocurre con el Zn y el Pb. En Inglaterra y Gales se consideró un valor mayor a 2,4 ppm como anormalmente alto y se llegó a obtener un valor máximo de 10,5 ppm de Cd (Archer y Hodgson, 1987).

Peris (2006) encontró en suelos de Valencia (España) concentraciones medias de 0,328 ppm de Cd. También Ansorena y Marino (1990) en zonas cercanas a explotaciones mineras en Guipúzcoa (España) reportaron concentraciones en el suelo entre 1,1 y 1,4 ppm, mientras que González-Montaña et al. (2012) en Asturias, en leche de vaca pastando sobre restos de antiguas explotaciones mineras hallaron valores siempre menores a 0,2 ppb. Micó (2005) reporta valores típicos de Cd en suelo de 0,35 ppm y Chicón (2003) en el estudio de especiación de metales en aguas residuales en Málaga (España) encontró valores de 3,28 ppm.

En cuanto a la retención del cadmio suele suceder que se localiza fuertemente en las capas superficiales del suelo y si la contaminación persiste las concentraciones se van elevando lentamente. De la misma forma las concentraciones en las plantas también aumentan, pero entre otros factores dependiendo de la especie vegetal, del pH del suelo, del contenido de materia orgánica y de la parte de la planta estudiada (Van Bruwaene et al., 1984).

En estudios con ovejas a las que se le estimulaba el consumo a nivel superficial del suelo, los niveles de Cd en sangre, hígado y riñón se elevaron, pero no lo suficiente para implicar un riesgo en la cadena alimenticia humana (Bremner, 1993). También se ha observado que la contaminación simultánea con Zn puede limitar la captura de Cd procedente de aguas residuales de minería y fundición de metales (Van Bruwaene et al., 1984; Farmer y Farmer, 2000). Por otra parte, Archer y Hodgson (1987) obtuvieron en suelos de Inglaterra y Gales valores promedio de 0,5 ppm, muy similar al obtenido posteriormente en suelos de Nueva Zelanda (Bradley, 1993).

La textura del suelo es también un factor importante a tener en cuenta en la toxicidad. Morcombe et al. (1994) encontraron una ingestión de Cd más elevada en ovejas que pastaban en suelos ácidos y arenosos que en suelos alcalinos y arcillosos.

Otra consideración importante a tener en cuenta son las interacciones del Cd con los demás metales debido a que la presencia de otros metales interfiere en el proceso de absorción del Cd por las plantas (Williams y David, 1976). Por lo tanto, afecta la concentración del Cd en los vegetales (McKenna et al., 1993; Kuo et al., 2003). Además, la presencia de elementos esenciales como Ca, Fe, Cu, Mn y Zn puede incluso modificar los efectos tóxicos del metal (Das et al., 1997).

En República Dominicana en pastos se han hallado valores entre 8,4 y 42,6 ppm (Pastor y Hernández, 2009). Cabrera et al. (2008) en España encontraron contenidos de 1,9 ppm. Kovalsky (1974) sostiene que los niveles de Cd en los forrajes han demostrado ser inversamente proporcionales entre la distancia de la vía del tráfico automotor. Así por ejemplo concentraciones de Cd y Pb en los vegetales de regiones mineras tienen una media de 1,51 ppm de cadmio a lo largo de la ruta con gran densidad de tráfico de camiones para una distancia entre 0,58 metros a 90 metros de la carretera, cuando la distancia se aumenta a 180 metros o más las concentraciones son menores a 0,5 ppm.

Oliver (1997) menciona que agregando cal a los pastos puede reducir los niveles de captación de Cd por los cereales, pero definitivamente la ingestión de fertilizantes y tierra por los animales durante el pastoreo eleva la carga corporal de Cd.

Además, el uso de altas cantidades de lodo con Cd para fertilizar los cultivos forrajeros ha demostrado un incremento sustancial en las concentraciones de Cd en las cosechas; conjuntamente se conoce que suelos fertilizados con lodos conteniendo Cd han demostrado la disponibilidad de ser absorbidos por ratones, conejillos de indias y ovejas (Kostial et al., 1978).

Al mismo tiempo se sabe que las fuentes de Cd exógenas más importantes pueden ser los fertilizantes superfosfatados que pueden variar su concentración de menos de 5 hasta 134 ppm, dependiendo del país o región de origen (Bramley, 1990). En Australia y Nueva Zelanda el uso regular de superfosfatos ricos en Cd elevó las concentraciones en suelos y pastos lo suficiente como para alcanzar concentraciones renales en corderos en pastoreo por encima de 1 ppm, peso fresco (Bradley, 1993).

En la Unión Europea recomiendan restringir el contenido de Cd en menos de 3 ppm en suelos con aguas residuales. El BOE nº 96 (1998) establece los límites para el Cd de vertidos industriales al sistema de saneamiento en 0,5 ppm. Es relevante considerar que, en la contaminación por cadmio, el uso de aguas fangosas residuales contiene concentraciones variables y, en ocasiones excesivas, de más de 20 ppm (Peris, 2006). En otras investigaciones se ha encontrado que tras la aplicación continua de aguas residuales los valores de Cd y Pb se incrementaron hasta niveles de 3 y 200 ppm, respectivamente (Perucci, 1992; Silva et al., 2001).

El Cd debido a su elevada toxicidad y alta solubilidad en agua permite su fácil distribución en los ecosistemas acuáticos, donde es considerado un contaminante importante (Das et al., 1997; Peris 2006; Hernández, 2011). Además, su peligrosidad es debida a que puede permanecer mucho tiempo en el suelo, se acumula en cultivos en concentraciones por debajo de su fitotoxicidad. La principal vía de entrada en las plantas es a través del suelo, posteriormente entra al cuerpo a través de la comida y se acumula en el organismo (Alloway y Jackson, 1991; Oliver, 1997; Gupta y Gupta, 1998).

Se estima que un 1/3 del Cd ingerido en la dieta procede de productos animales, mientras que las 2/3 partes restantes provienen de productos vegetales (Nasreddine y Parent-Massin, 2002). Sin embargo, la presencia de de metales pesados por ejemplo Cd o Pb, no esenciales para los organismos vivos, puede llegar a limitar el crecimiento vegetal y/o ser tóxicos para las plantas, animales y seres humanos (Adriano, 2001).

3.10.3. Plomo en diferentes matrices.

El plomo contenido en la leche y productos lácteos es usualmente muy bajo, excepto cuando los animales han consumido alimentos contaminados, incluidos suplementos en las dietas (Jeng y et al., 1994; Pavlovic et al., 2004; Sola-Larrañaga et al., 2009)). Sin embargo, varios estudios y en diferentes países han demostrado anormalmente altas concentraciones para el Pb (López Mahia et al., 1991; Santos et al., 2004; Baranowska et al., 2005; Swarup et al., 2005); así por ejemplo encontraron niveles elevados hasta de 23,30 ppm en los suelos con regadío de aguas residuales (Zamora et al., 2008).

Es importante señalar que por ejemplo en España la legislación (BOE nº 96, 1998) establece los límites de vertidos industriales al sistema de saneamiento para el Pb en 1 ppm. En ese sentido Chicón (2003) indica que en España se generan aproximadamente 10 millones de Tm/l año de lodos procedente de depuradoras y ello contribuya en aumentar la contaminación.

Por otra parte, varias investigaciones reportan altos niveles de Pb y de otros metales. Por ejemplo, Galindo (2009) reportó contaminaciones en el río Huelva con elevados niveles de Pb. También Aguado (2008) reporta contaminación por metales pesados en las fuentes habituales de aguas residuales que contienen grandes cantidades de Cr, Cd, Hg, Cu, Zn y Pb procedentes de diversas fuentes como la limpieza de metales del recubrimiento de tuberías, utensilios, refinería de bauxita y fosfato, por generación de cloro en fabricación de baterías y teñidos que producen efectos nocivos en el ambiente como mortalidad de peces, envenenamiento de ganado, mortalidad de plancton, etc.

Con relación a un estudio realizado en Polonia se encontró que el contenido de plomo en la leche cruda de vacas en pastoreo fue ligeramente más elevado con relación a la leche de ganado estabulado (Radzynska y Smocynski, 2006). Una posible justificación de estos resultados se debe a que los animales en pastoreo presentaron mayor riesgo de consumir pastos y forrajes contaminados con metales, procedentes de deposiciones atmosféricas derivadas principalmente de la actividad humana e industrial, o por el suelo el cual puede contener importantes cantidades de metales de origen geológico, o por la propia contaminación ambiental (Kottferova y Korenkova, 1995; Dwivedi et al., 2001; Naumanen et al., 2002; Palacios et al., 2002; Underwood y Suttle, 2003).

En leche procedente de vacas que pastaban en praderas próximas a zonas mineras de Asturias (España) González-Montaña et al. (2012) hallaron concentraciones de Pb que variaron de 0,71 hasta 16,06 ppb.

Otros ejemplos de investigaciones que tienen que ver con la contaminación del suelo por metales pesados son reportados por Peris (2006) en Valencia (España) donde encontraron concentraciones medias (ppm) de 55,8 para el Pb. También Ansorena y Marino (1990) en zonas cercanas a antiguas explotaciones mineras de Guipúzcoa (España) encontraron concentraciones en el suelo entre 52 y 110 ppm. En el estado de Falcon-Coro (Venezuela) Zamora et al. (2008) hallaron en los suelos regados con aguas residuales niveles de Pb de 23,30 ppm.

En el trabajo realizado en la sabana de Bogotá por Rodríguez et al. (2003) reportaron para plomo en pasto valores de 2 ppm y en el agua de 0,009 ppm.

Asimismo, Micó (2005) menciona algunos valores típicos de metales en suelos, por ejemplo, para el Pb fue de 20 ppm. En Madrid, Aguado (2008) reportó que las fuentes habituales de aguas residuales contienen grandes cantidades de metales pesados entre ellos cromo, níquel, plomo, cadmio, mercurio, cobre, zinc, provenientes generalmente de las actividades industriales y humanas.

Chicón (2003) en el estudio de especiación de metales pesados en aguas residuales en Málaga (España) encontró valores de 365,7 ppm para el Pb, siendo estos contenidos inferiores a los encontrados en aguas residuales de Tucson (Arizona).

De la misma manera otros valores de Pb fueron reportados por varios investigadores, entre ellos Hernández y Pastor (2005) en su estudio de la Universidad de Alcalá, quienes encontraron concentraciones en suelos de la Sierra de Guadarrama (España) desde 0 hasta 619 ppm. En otros estudios realizados en México por Méndez et al. (2000) reportaron contenidos en el suelo de 4,22 ppm. Asimismo, González y Mejía (1995) en la Sabana de Bogotá (Colombia) hallaron concentraciones en el suelo de 3,33 ppm y en suelos regados con biosólidos cantidades de 6,90 ppm, mientras que en el agua no pudieron detectar concentraciones. En el pasto kikuyo (*Pennisetum clandestinum)* encontraron contenidos de 0,123 ppm cuando no se utilizaban biosólidos, y entre 0,42 hasta 0,72 ppm cuando se utilizaron biosólidos como fertilizante.

Por otra parte, Castro y Monroy (2002) reportaron en vegetales contenidos menores a 5 ppm; además sugieren que estos niveles pueden disminuir por la fotosíntesis y el crecimiento de la planta. También en suelos mineros de la región de Guipuzcoa (España) encontraron concentraciones en suelos contaminados entre 1.120 y 10.700 ppm, mientras que en suelos no contaminados los valores hallados oscilaron entre 52 y 110 ppm de Pb (Ansorena y Marino, 1990). Además, señalaron que el encharcamiento puede favorecer mayores contenidos de metales pesados, y que también influye el tipo de cultivo. Por ejemplo, las hortalizas son más sensibles que las gramíneas, siendo las leguminosas más resistentes a contener metales pesados.

Pastor y Hernández (2009) en República Dominicana encontraron en plantas forrajeras cantidades entre 13,5 y 36,5 ppm. Por otra parte, Fitzgerald et al. (1985) en un estudio para observar posibles aumentos de concentraciones de plomo en el riñón por consumo crónico, en un periodo entre 80 y 160 días, al final señalaron que no había aumento de las concentraciones de Pb durante ocho años en en ganado vacuno que pastaba en suelos con aguas residuales que contenían cantidades de plomo entre 79 y 135 ppm.

Según Arnold y Briggs (1990) las concentraciones elevadas de plomo pueden deberse al almacenamiento en tarros de lata, al deterioro en el equipo de procesamiento de la leche y al uso de insecticidas y medicamentos que puedan estar contaminados con pequeñas cantidades de Pb. También aumentan los niveles al suministrarse un suplemento de óxido de Pb en cantidades de hasta de 40 ppm (Hess et al., 1993).

En cuanto a las intoxicaciones por plomo, dosis de 5 ppm por Kg de peso vivo fue suficiente para provocar la muerte en terneros alimentados con leche durante siete días, pero la misma dosis no fue aparentemente dañina para terneros en similares condiciones alimentados con heno y grano (Zmudzki et al. 1984).

La literatura menciona que existen diversas posibilidades de potencializar la contaminación, entre ellas la producción y acumulación de unas 2.000 toneladas de perdigones de plomo que se depositan en los lodos de las zonas húmedas europeas, mientras que en los Estados Unidos se superan las 3.000 toneladas anuales (Bellrose, 1959).

3.10.4. *Mercurio en diferentes matrices.*

Existen metales que pueden sufrir metilación y se transforman en elementos más tóxicos para la salud pública. Entre estos metales se señala el mercurio, el plomo, el arsénico y el cromo. Entre ellos, sobresalen las especies químicas como el metilmercurio y dimetilmercurio en los procesos de magnificación, biodisponibilidad y la facilidad de bioconcentrarse en la cadena alimenticia.

La literatura reporta que los pastos contienen niveles bajos, menores a 0,1 ppm de Hg, y que el único componente en la dieta que puede llegar a ser rico en Hg es la harina de pescado (Chang et al., 1987). Es importante mencionar que el uso de fungicidas que contienen mercurio puede elevar los niveles hasta en 20 ppm/kg MS en los pastos, cereales y otros vegetales provocando toxicidad en las vacas (Boyd y Martens, 1998). De igual forma la administración tópica de medicamentos con Hg para tratar infecciones cutáneas ha ocasionado severas intoxicaciones e incluso la muerte en bovinos (Simpson et al., 1997).

Es relevante considerar que en la absorción por parte de los animales influyen la especie, raza, edad, frecuencia de las comidas y la presencia de otros compontes de la dieta (Burger y Gochfeld, 1993). De igual forma se sabe que puede existir un riesgo de contaminación en las materias primas que componen la dieta del ganado como son los granos, cereales, pastos y forrajes que han sido tratados o expuestos a sustancias o productos químicos fertilizantes y/o biocidas, y que frecuentemente están compuestos por altas dosis de metales tóxicos como mercurio, cobre, cadmio y arsénico (Soria et al., 1995; Pongratz, 1998; Poulsen, 1998; Wyatt et al., 1998; Radostits et al., 1999; Underwood y Suttle, 2003; Satarug et al., 2003; Ataro et al., 2008). También existe contaminación por la inclusión en la dieta de sales correctoras de mala calidad (Underwood y Suttle, 2003).

De la misma manera juegan un papel importante las interacciones del mercurio con el Cd y el Zn, debido a la afinidad que tiene el Hg por moléculas ricas en cisteína como la metalotioneína y por ello compite con dichos minerales por los puntos de unión (Scheuhammer, 1987). Se sabe que la adición de selenio a la ración ofrece cierta protección importante contra la toxicidad de Hg orgánico e inorgánico, existiendo un antagonismo mutuo entre ambos minerales (El-Begearmi et al., 1977).

En cuanto a la absorción del mercurio en el suelo ésta disminuye, a la vez que la movilidad, cuando los suelos presentan bajos contenidos de arcilla. Pero la metilación que sufre por efectos de microorganismos hace al Hg muy móvil y de fácil absorción por los organismos, incluyendo las plantas. El metilmercurio es el compuesto más absorbido y esta metilación puede ocurrir en condiciones aeróbicas y anaeróbicas por bacterias y hongos (Batista et al., 1999). El BOE nº 96 (1998) establece los límites de vertidos industriales al sistema de saneamiento para el Hg en 0,1 ppm.

Por otra parte es conocido que las prácticas de pastoreo en áreas contaminadas, la adición y consumo de piensos, de granos de cereales, de sales correctoras o de agua contaminadas o la localización de las explotaciones en áreas industriales o urbanas son factores que facilitan la entrada de estos metales tóxicos en el organismo de los animales bien sea mediante el consumo de una ración contaminada o bien por vía respiratoria tras la inhalación de sustancias emitidas por las actividades antropogénicas e industriales (Asuero et al., 1984; Schäfer et al., 1986; Clarkson, 1992; Carpi, 1997; Radostits et al., 1999; Mukherjee et al., 2000; Sánchez-Martín et al., 2000; Wlostowski et al., 2005). Sin embargo, los resultados obtenidos por Erdogan et al. (2004) muestran que no hubo un importante efecto sobre las diferencias en el contenido de ciertos elementos esenciales presentes en muestras de leche de vacas localizadas en áreas industriales y en áreas no contaminadas.

También se informa que en las contaminaciones por mercurio puede haber varios factores de riesgo a nivel de origen ya sea natural o ambiental, teniendo como fuente el componente de manejo técnico-humano. Investigadores como Rivero Martino et al. (2001) y Blüthgen (2000) indican que los niveles de mercurio asimilado hacia la leche procedente de la dieta son inferiores al

0,1%. Por lo tanto, la contaminación ambiental por Hg proveniente de zonas de minería o por biosólidos podrían elevar los niveles en suelo y pasto. Se destaca que posiblemente el mayor impacto de contaminación es el procedente de residuos por minería atendiendo a lo citado por Ansorena y Marino (1990), Rodríguez et al. (2008), Aguado (2008) y Galindo (2009) quienes mencionan que las zonas de minería se pueden emitir sustancias contaminantes al aire, suelo y agua, y en consecuencia propician altas posibilidades de contaminación por metales pesados, y en especial en el caso del mercurio.

3.10.5. Cobre en diferentes matrices.

En los suelos agrícolas la entrada de metales se produce mayoritariamente desde los fertilizantes, plaguicidas, estiércol y también desde la atmósfera (Nriagu, 1989; Alloway y Jackson, 1991; Singh et al., 1997). Por ejemplo, para el control de plagas se han utilizado sales de Zn y arsenatos de Cu y Pb (Tiller, 1989). También el agua de riego y el uso cada vez más extendido de enmiendas orgánicas o biosólidos, entre los que destacan los lodos de depuradora y compost realizados a partir de residuos sólidos urbanos o de residuos industriales, se han convirtido en importantes fuentes de metales en los suelos agrícolas (Webber, 1981; Ross, 1994a; Adriano, 2001; Nicholson et al., 2003). La normativa expresada en la Ley 10/1998, de 21 de abril de Residuos (BOE, 96 de 22 de abril de 1998) establece en 3 mg/l para el Cu como límite de vertidos industriales al sistema de saneamiento.

Según Arnold et al. (2005) las concentraciones aumentadas de cobre en la leche pueden deberse a diferentes causas, como son deficiencias y deterioro en el equipo de procesamiento y utensilios empleados en el proceso, desde la recogida de la leche hasta su transformación, la oxidación de los recipientes utilizados, así como en el proceso de la pasteurización, el uso de desinfectantes, pesticidas y fungicidas que contengan cobre como principio activo. También se pueden aumentar los niveles de cobre después de pasteurizar; habiéndose citado aumentos de 0,55 a 0,63 ppm (Hess et al., 1993). En leche de vacuno Gutiérrez-Chávez (2009) en León (España) encontró niveles promedio de 0,063 ppm. Además, Santos et al. (2004) en Brasil reportaron valores de 0,01 hasta 0,06 ppm, mientras que Puls (1994) halló valores de 0,05 a 0,06 ppm, y Tripathi et al. (1999) en la India de 0,043 ppm. También en Kuwait Al-Awadi y Srikumar (2000) reportaron niveles de 0,27 ppm en leche de vaca.

Con relación a la salud de los animales Jenkins y Hidiroglou (1987) mencionaron que una exposición a 200 ppm de Cu fue peligrosa en terneros con edades entre 3 y 45 días, mientras que exposiciones de 50 ppm de Cu pudieron ser toleradas.

Por otra parte, en estudios realizados en el Reino Unido por ADAJ reporta concentraciones de cobre en suelos contaminados por minería de 250 ppm, y a la vez menciona que los límites de zootoxicidad del cobre para ganado en pastoreo es de 500 ppm. Pastor y Hernández (2009) en plantas vegetales de República Dominicana encontraron niveles entre 165 y 259 ppm.

De igual forma en el documento Letras Jurídicas de Colombia, realizado por García (2004) presenta que el límite en cobre para biosólidos aplicados al suelo es de 4300 ppm y para uso agrícola es de 1500 ppm. Además, Dager (2001) y García (2004) reportaron que al comparar los biosólidos de Colombia, estos contienen en cobre 180 ppm, los de la Unión Europea 380 ppm y los de Estados Unidos 616 ppm.

Macintosh et al. (1996) mencionan que algunas de las fuentes de contaminación con Cu son tuberías galvanizadas, aguas suaves o blandas, fungicidas, maquinaria y utensilios metálicos de cobre o con aleaciones, suplementos minerales en las dietas y el uso de aguas residuales, y además agregan que los problemas de deficiencias de Cu se pueden presentar cuando los pastos contienen menos de 10 ppm. Las concentraciones normales deben estar entre 100 y 400 ppm. También es importante considerar en las concentraciones las diferentes interacciones que tiene el cobre con otros metales, entre ellos molibdeno, azufre y zinc (Underwood, 1983; Puls, 1994; Sola-Larrañaga et al., 2009; Bustamante et al., 2008).

Algunos estudios señalan concentraciones elevadas y otras menores de Cu en diferentes matrices, como Chicón (2003) en la investigación sobre aguas residuales en Málaga (España) donde encontró niveles de hasta 250 ppm. De igual modo Hernández y Pastor (2008a) hallaron en 46 especies de pastos cantidades que oscilaban entre 566 y 1568 ppm en los suelos de zonas mineras cercanas a Madrid (España). También Balderas-Plata et al. (2003) encontraron contenidos de Cu en pasto raigrás (*Lolium multiflorum*) de hasta 300 ppm. Asimismo, Ferreira et al. (2005) en Brasil hallaron concentraciones que oscilaron entre 0,10 y 0,50 ppm. Chicón (2003) en aguas residuales en Malága (España) halló niveles de Cu de 250 ppm, y Micó (2005) reportó valores en suelos de 30 ppm.

Se sabe que cuando se aportan aguas residuales al suelo, esto puede generar condiciones reductoras (por el volumen de agua) favoreciendo la absorción de varios metales, en especial el cobre (Peris, 2006). De la misma forma cuando los suelos se encharcan se origina condiciones reductoras (suelos con mal drenaje, etc), si bien ese exceso de agua también puede afectar las raíces y, por tanto, decrece en ellas la capacidad de captación de metales. También el aumento de la temperatura ambiente puede aumentar la asimilación de metales. Además, el aumento de materia orgánica y los ácidos húmicos en los suelos pueden propiciar la absorción de metales por parte de la vegetación presente, así como la disminución del pH (Seoanez y Angulo, 1999; Hernández, 2011).

Otra posibilidad de transferencia de metales pesados, no menos importante, es a través de las actividades mineras; de manera similar a lo que sucede con los biosólidos que son utilizados como fertilizantes para el suelo y los pastos. De igual forma es importante considerar que algunos suelos suelen ser tratados con biosólidos como fertilizante, aunque muchos de estos suelos productivos presentan gran variedad en la concentración geológica de minerales, en especial microelementos como el cobre (García, 2004; IGAC, 2009; Secretaría de Agricultura de Antioquia, 2010).

4. MATERIAL Y MÉTODOS

4. MATERIAY MÉTODOS

4.1. Zona de estudio.

El estudio se realizó en 5 fincas lecheras en zona urbana y rural del municipio de San Pedro y en 5 fincas lecheras de la zona urbana y rural del municipio de Entrerríos, Antioquia, Colombia.

Para cada finca se realizó un registro donde constaba el nombre de la finca, su ubicación, el área total, la topografía, los pastos cultivados, los fertilizantes utilizados en el suelo, los tipos de aguas utilizadas (propias, acueducto, otras), la identificación y el registro individual de los animales de estudio, el sistema de producción de los animales (extensivo, semiintensivo, intensivo), el suplemento nutricional utilizado y los planes sanitarios utilizados, entre otros datos.

Se muestrearon 5 animales por cada finca estudiada, todos ellos adultos, que llevaban más de dos años en las fincas, de la raza Holstein Frisian y sus cruces. Se procedió a identificar cada animal, la edad, la raza, el número de parto, su estado fisiológico, su condición corporal, su ración, los suplementos si los hubiere y el origen del agua ofrecida.

En la selección de las fincas o unidades productivas se tuvo especialmente en cuenta las facilidades y colaboración por parte de sus propietarios para realizar el estudio.

Figura 5. Ubicación de las zonas de estudio en América del Sur y Colombia

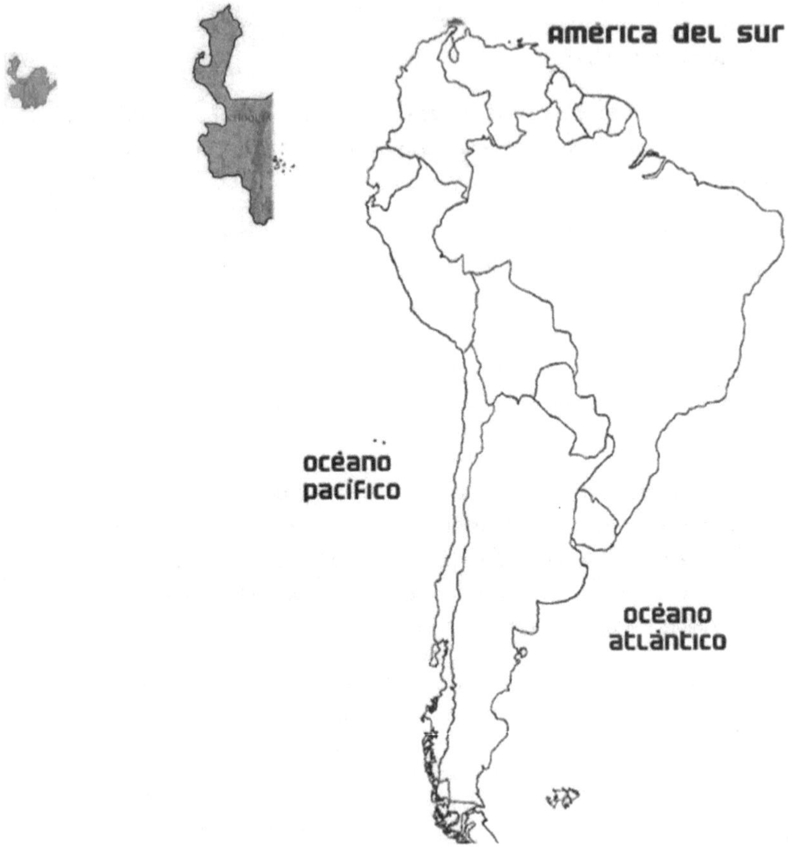

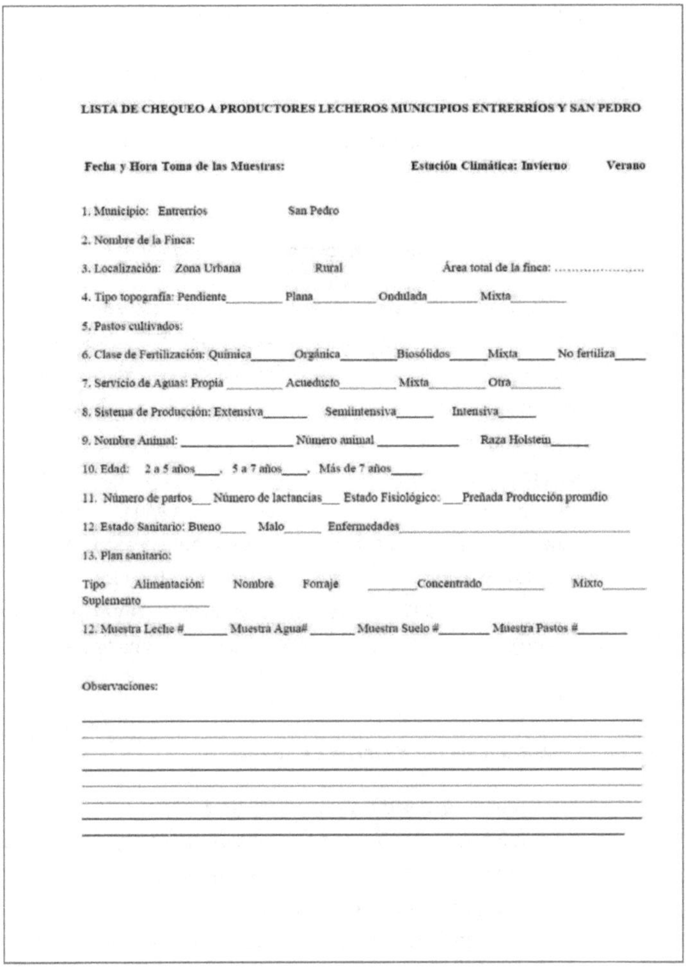

LISTA DE CHEQUEO A PRODUCTORES LECHEROS MUNICIPIOS ENTRERRÍOS Y SAN PEDRO

Fecha y Hora Toma de las Muestras: **Estación Climática: Invierno** **Verano**

1. Municipio: Entrerríos San Pedro

2. Nombre de la Finca:

3. Localización: Zona Urbana Rural Área total de la finca: ....

4. Tipo topografía: Pendiente________ Plana_________ Ondulada_______ Mixta________

5. Pastos cultivados:

6. Clase de Fertilización: Química______Orgánica________Biosólidos_____Mixta_____ No fertiliza____

7. Servicio de Aguas: Propia ________ Acueducto________ Mixta________ Otra________

8. Sistema de Producción: Extensiva______ Semiintensiva_____ Intensiva_____

9. Nombre Animal: ________________ Número animal ___________ Raza Holstein_____

10. Edad: 2 a 5 años___, 5 a 7 años___, Más de 7 años____

11. Número de partos__ Número de lactancias__ Estado Fisiológico: __Preñada Producción promdio

12. Estado Sanitario: Bueno____ Malo______ Enfermedades________________________________

13. Plan sanitario:

Tipo Alimentación: Nombre Forraje ______Concentrado_________ Mixto______ Suplemento__________

12. Muestra Leche #______ Muestra Agua# ______ Muestra Suelo #_______ Muestra Pastos #_______

Observaciones:

Figura 6. Documento dosde se anotaban las caracterisiticas de las fincas, del ganado y del manejo realizado.

4.2. Tipos y recolección de las muestras.

En cada finca se tomaron muestras de leche directamente de las vacas, del tanque de almacenamiento de la leche, del agua, de los pastos y de los suelos de los potreros donde pastaban los animales del estudio.

4.2.1. Recolección de las muestras de leche individuales.

Previa desinfección de la ubre y de los pezones se realizó la limpieza y preparación de las vacas seleccionadas. Para ello se aprovechó la rutina de ordeño en el establo, que finalizó con la aplicación de una solución yodada o de alcohol al 70%, con unas toallitas desechables de papel, con el fin de asegurar al máximo la obtención de una muestra libre de contaminantes (estiércol, arena, tierra o restos de alimento, etc.) (Licata et al., 2004). Se desecharon los primeros chorros del ordeño manual y se tomaron 50 ml de leche de dos pezones diferentes. La leche fue envasada en tubos plásticos, rotulados y conservados a 4 °C, para ser llevados inmediatamente al Laboratorio de Gestión e Investigación Ambiental (GAIA) de la Universidad de Antioquia, para realizar el respectivo análisis de metales pesados.

4.2.2. Recolección de leche de tanque.

Se tomaron muestras directamente del tanque almacenadas durante 24 horas de las vacas de estudio y demás animales de la finca, mediante la inmersión de una jeringa plástica de 100 ml en el interior del tanque, con el fin de evitar obtener leche que estuviese en contacto directo con el ambiente (Gutierréz-Chavéz, 2009), que luego fue empacada en un recipiente plástico, previamente rotulado y con refrigeración a 4°C y fue llevada inmediatamente al Laboratorio de Gestión e Investigación Ambiental (GAIA) de la Universidad de Antioquia, para el respectivo análisis de metales pesados.

4.2.3. Recolección de muestras de pasto.

En cada una de las fincas donde pastaban los animales del estudio se tomaron muestras en los potreros de 500 gramos de forraje, que fueron empacados en bolsas de polipropileno, previamente rotuladas y libres de cualquier metal, refrigeradas a 4 °C, para ser llevadas estas bolsas inmediatamente al Laboratorio (GAIA) de la Universidad de Antioquia para su análisis de metales pesados.

4.2.4. Recolección de muestras de agua.

En cada una de las fincas ganaderas seleccionadas se colectó agua de los lugares donde beben los mismos animales a los cuales se les había tomado las muestras de leche previamente. Las muestras de agua, con un volumen aproximado de 200 ml, fueron empacadas en recipientes plásticos estériles, previamente rotulados, para ser evaluados los metales pesados objeto de este estudio, lo que se realizó en el Laboratorio de Gestión e Investigación Ambiental (GAIA) de la Universidad de Antioquia.

4.2.5. Recolección de muestras de suelo.

En cada una de las fincas estudiadas se recogieron 9 submuestras de suelo, donde los animales pastoreaban, mediante una paleta de plástico. Con estas submuestras se formó una sola muestra homógenea por finca, de 500 gramos aproximadamente, que fue rotulada y llevada en bolsas plásticas para el análisis de metales pesados en el Laboratorio (GAIA) de la Universidad de Antioquia.

4.3. Periodo de muestreo.

El muestreo se inició en el periodo de febrero-marzo del 2010. Este periodo coincidió con la temporada de verano. Se repitió el muestreo en diciembre de 2010, coincidiendo con el periodo de invierno.

4.4. Procesado de las muestras y procedimientos analíticos.

4.4.1. Procesado de las muestras.

Fueron analizadas 140 muestras, incluyendo la leche fresca y otras matrices (agua, suelo y forrajes) en 10 fincas (establos) productores de leche de bovino ubicados en las áreas rurales y urbanas de los municipios de San Pedro y Entrerríos, situados en el Noroeste de Antioquia, Colombia.

4.4.2. Procedimientos analíticos.

Para la valoración de los metales pesados (As, Pb, Hg, Cd y Cu) presentes en las muestras se siguieron las recomendaciones indicadas por Favretto et al. (1989). Los análisis fueron realizados en el Laboratorio de Gestión e Investigación Ambiental (GAIA) de la Universidad de Antioquia, mediante espectroscopia de absorción atómica, para lo cual se utilizó un equipo marcaThermo Scientific® modelo Ice 3300. Se utilizaron lámparas de cátodo hueco adaptadas a cada elemento, con llama de aire-acetileno para la vaporización de las alícuotas.

El límite de detección varió para cada elemento siendo del orden de 0,1 ppb para el Pb, de 0,1 ppb para el Cd de 0,1 ppb, para el Hg y 0,01 ppm para el As y 0,03 ppm para el Cu, respectivamente. Las muestras se analizaron por duplicado.

Para realizar las curvas de calibración se emplearon estándares certificados por la casa comercial Hoechst-Fisher Scientific®, Colombia. Las curvas de calibración se realizaron con estándares multielemento con concentraciones de 0.01, 0.1 y 0.2 ppb para los diferentes metales; los niveles de recuperación de los diferentes metales estuvieron en el orden entre el 88,9% y el 99%. El resto de productos químicos presentaron grado reactivo adecuado (Sigma-Aldrich Química, S.A. y Bayer S.A. Colombia).

4.5. Análisis estadístico.

Se realizó un análisis estadístico utilizando un diseño de bloques al azar con diez tratamientos (fincas), con dos repeticiones por finca. Igualmente se realizaron estadísticas descriptivas y correlaciones de Spearman con nivel de significación $p<0,05$ para encontrar las respectivas relaciones y correlaciones entre el nivel de metales pesados evaluados, las fincas (de los municipios estudiados) y las matrices (agua, suelo, pastos, leche individual y leche de tanque). Se tuvieron en cuenta algunas características presentes en las fincas ganaderas como ubicación de la finca, edad del animal, el tipo de fertilización del suelo y la fisiología del animal.

Se utilizó el método de Kruskal-Wallis con pruebas de Duncan y de Tukey para realizar la comparación de medias y medianas, con un nivel de significación del 5%. Para el tratamiento de los datos se utilizó el paquete estadístico Statistics 18.

5. RESULTADOS Y DISCUSIÓN

5. RESULTADOS Y DISCUSIÓN

A continuación, se presentan los resultados y discusión sobre la presencia de metales pesados valorados en las explotaciones ganaderas en los municipios de San Pedro y Entrerríos (Antioquia, Colombia).

5.1. Metales pesados (As, Pb, Cu, Cd y Hg) en leche cruda individual proveniente de hatos lecheros bovinos de los municipios de San Pedro y Entrerríos (Antioquia, Colombia).

En la tabla 19 se muestran los resultados de la estadística descriptiva, que hacen referencia a los valores de metales encontrados en muestras de leche cruda bovina en hatos lecheros de los municipios de Entrerríos y San Pedro (Antioquia, Colombia) durante el periodo de verano de 2010 a invierno del 2010.

	Arsénico	Plomo	Cobre	Cadmio	Mercurio
Media (ppm)	0,277	0,150	0,169	0,210	0,120
Error típico de la media	0,049	0,023	0,007	0,007	0,004
Mediana	0,096	0,117	0,160	0,215	0,117
Desviación típica	0,4977	0,1303	0,0797	0,0431	0,0223
Valor mínimo	0,012	0,102	0,036	0,100	0,082
Valor máximo	2,922	0,825	0,513	0,320	0,164
N	100	30	100	30	30

Tabla 19. Estadística descriptiva de la concentración de algunos metales pesados (en ppm) en muestras de leche cruda individual colectada en los hatos lecheros de los municipios de Entrerríosy San Pedro. Antioquia, Colombia.

Las concentraciones medias de metales pesados oscilaron entre 0,120 ppm para el mercurio hasta 0,277 ppm para el arsénico. Sin embargo, debemos tener en cuenta dos premisas importantes. Por un lado, existen grandes diferencias dependiendo del elemento estudiado, así en el caso del arsénico y del cobre, todas las muestras presentan valores por encima del límite de detección, mientras que en el caso del plomo, del cadmio y el mercurio solamente fueron detectados en el 30% de las explotaciones ganaderas analizadas.

Incluso cuando han podido ser valorados, los valores individuales fluctúan desde 0,012 a 2,922 ppm en el caso del arsénico y de 0,036 a 0,513 ppm en el caso del cobre. Las fluctuaciones no fueron tan marcadas en el caso del plomo, cadmio y mercurio. Así el plomo presentó valores entre 0,102 y 0,825 ppm, el cadmio entre 0,100 y 0,320 ppm y el mercurio presentó contenidos entre 0,082 y 0,164 ppm. Los valores máximos hallados en los metales pesados de nuestro estudio estuvieron por encima de los límites permisibles dados por el Codex Alimentario.

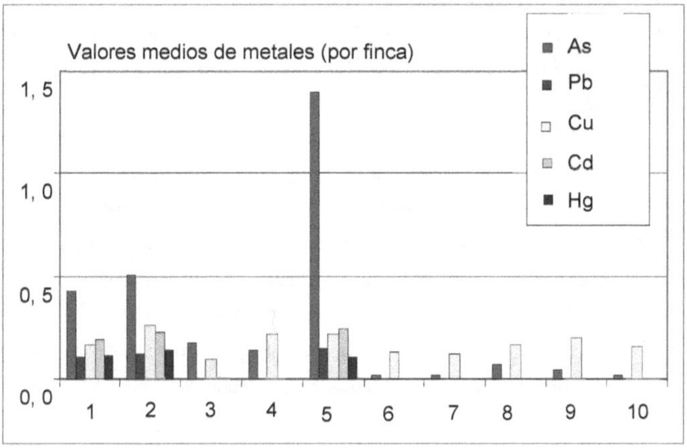

Figura 7. Valores medios de metales pesados (en ppm) para As, Pb, Cu, Cd y Hg en leche cruda de vaca, en función de la finca muestreada.

La figura 7 muestra que algunas fincas, concretamente las fincas 1, 2 y 5, son las que presentaron valores más elevados de todos los metales muestreados, alcanzando cifras medias de 0,428 ppm, 0,499 ppm y 1,388 ppm respectivamente en el caso del arsénico y de 0,176 ppm, 0,262 ppm y 0,219 ppm en el caso del cobre. Se da la circunstancia que estas fincas son las únicas que presentan cantidades detectables en los otros metales medidos (cadmio, plomo y mercurio).

Ya investigadores como Pavlovic et al. (2004); Simsek et al. (2000), Serdaru et al. (2001), Licata et al. (2004), Ghindini et al. (2005) y González-Montaña (2009) habían mencionado que las concentraciones de residuos en la leche constituyen un importante indicador directo de las condiciones higiénicas de la recolección de la leche y un indicador indirecto del nivel de contaminación del área en la cual la leche fue producida. Por ello es posible que en los municipios de Entrerríos y San Pedro los valores encontrados superen los niveles recomendados para la salud animal y humana. En estos municipios se presentan dos circunstancias particulares que pueden situarlos en una doble condición de riesgo de contaminación por metales pesados. Por un lado, se sitúan en una antigua región minera (dedicada principalmente a la extracción de oro y de carbón), y de otra parte en las labores de manejo agrícola y ganadero que tradicionalmente se vienen utilizando diferentes suplementos nutricionales (minerales y otros aditivos) en las dietas para las vacas en producción. A ello podemos sumar que desde hace unos cuantos años se vienen utilizando diferentes herbicidas para el control de malezas y plagas en los pastos y que se añaden fertilizantes para los pastos y otros cultivos. Estos fertilizantes incluyen tanto biosólidos procedentes de las plantas de depuración de aguas residuales e industriales como fertilización mixta que incluye fertilizante químico junto con estiércol orgánico.

5.1.1 Niveles de arsénico de leche cruda.

En nuestro estudio se obtuvo un promedio en los hatos lecheros estudiados de 0,277 ppm. En comparación con otros estudios realizados en diversos países sobre la presencia de metales pesados en leche de vaca, este valor difiere con valores inferiores encontrados por investigadores como Quiang et al. (2009) en estudios comparativos de leches en China y Japón, donde hallaron valores de 26 ± 10 ppb. De la misma forma las concentraciones que hemos encontrado son mayores a los obtenidos en las investigaciones realizadas en España en la ciudad de Huelva por Bordajandi et al. (2004) en leche fresca de vaca donde encontraron rangos de valores desde no detectados hasta 4,98 ppb; Cervera et al. (1994) encontraron valores de 0,14 y 0,77 ppb en leche comercial de diferentes presentaciones, y en la provincia de León (España) en leche fresca Gutiérrez-Chávez (2009) comprobó que las concentraciones de arsénico, tanto en muestra de tanque como en leche cruda de vaca, estaban por debajo del límite de detección del equipo (100 ppb). Asimismo, en leche fresca Hermansen et al. (2005), en Dinamarca encontraron valores entre 0,25 hasta 23,0 ppb. En Italia varios investigadores reportaron en leche cruda valores inferiores a los nuestros; entre ellos Licata et al. (2004) lograron obtener contenidos de 37,9 ppb, Cerutti (1999) menciona valores de 30,60 ppb, Abolino et al. (1998) hallaron 50,0 ppb. En Francia Leblanc et al. (1999) reportaron valores de 3,0 ppb en leche fresca, y en Turquía Ayar et al. (2009) hallaron contenidos de 0,08 ppm. En algunos países suramericanos como Chile, Muñoz et al. (2005) obtuvieron valores de 12,0 ppb, Pérez-Carrera y Fernández-Cirelli (2005) alcanzaron valores que fluctuaron entre 2,8 y 10,5 ppb. Resultados similares a los que hemos obtenido son reportados en Italia por Alais (2003), quien halló valores entre 40 y 100 ppb y Puls et al. (1994) quienes obtuvieron contenidos desde 1 hasta 170 ppb.

A continuación, se presenta la estadística inferencial para los metales estudiados, inicialmente para el arsénico. Al realizar la prueba de ANOVA para determinar el efecto de la finca sobre los contenidos de arsénico en leche cruda de los hatos ganaderos en los municipios de Entrerríos y San Pedro se observa que la diferencia es significativa ($p<0,05$).

		Suma de cuadrados	gl	Media cuadrática	F	Sig.
Arsénico	Intergrupos	16,390	9	1,821	20,168	,000
	Intragrupos	8,127	90	,090		
	Total	24,516	99			

Tabla 20. ANOVA para determinar el efecto finca sobre los contenidos de arsénico en leche cruda.

Seguidamente se muestra la prueba de comparación de medias con los estadísticos de Tukey y Duncan con el fin de encontrar las diferencias significativas para el arsénico entre las fincas estudiadas, correspondientes a los hatos lecheros de los municipios de Entrerríos y San Pedro ($p<0,05$).

Arsénico

	Fincas	N	Subconjunto para alfa = 0.05			
			1	2	3	4
HSD de Tukey[a]	7 San Pedro	10	,01481			
	6 San Pedro	10	,01500			
	10 San Pedro	10	,01896			
	9 San Pedro	10	,04270			
	8 San Pedro	10	,07120	,07120		
	4 Entrerrios	10	,13510	,13510		
	3 Entrerrios	10	,16650	,16650		
	1 Entrerrios	10	,42790	,42790		
	2 Entrerrios	10		,49880		
	5 Entrerrios	10			1,38760	
	Sig.		,079	,059	1,000	
Waller-Duncan[a,b]	7 San Pedro	10	,01481			
	6 San Pedro	10	,01500			
	10 San Pedro	10	,01896			
	9 San Pedro	10	,04270			
	8 San Pedro	10	,07120			
	4 Entrerrios	10	,13510	,13510		
	3 Entrerrios	10	,16650	,16650	,16650	
	1 Entrerrios	10		,42790	,42790	
	2 Entrerrios	10			,49880	
	5 Entrerrios	10				1,38760

Tabla 21. Pruebas de Tukey y Duncan para los valores de As en leche cruda y los hatos estudiados.

Se puede afirmar, mediante los resultados obtenidos en la tabla 21, que las fincas 1, 2 y 5 del municipio de Entrerríos, y especialmente la finca 5 presenta valores medios diferentes (promedios o contenidos significativamente superiores de arsénico por las pruebas de Tukey y Duncan) a los hallados en el resto de las fincas estudiadas.

Teniendo presente las fuentes anteriores, existen múltiples posibilidades de riesgo para que se presenten cantidades elevadas de As en nuestra investigación, donde hemos encontrado valores que varían entre 0,012 y 2,92 ppm. Éstos valores tan dispares podrían justificarse en varias situaciones, tales como los manejos técnicos-productivos en la alimentación y las actuaciones sanitarias siguiendo lo citado por Arnol et al. (2005) y Sola-Larrañaga et al. (2009), o bien por el tipo de fertilización de los suelos (Nriagu, 1989; Jones et al., 1996). Sin embargo, creemos que las condiciones de mayor incidencia de la presencia de As en las fincas de estudio pueden venir de una parte, debida al riesgo de haber sido zona minera (EPA, 1992; Thorton, 1981; Cabrera et al., 2008; Burgos et al., 2008) y de otro lado como se ha mencionado por el uso indiscriminado de biosólidos en los suelos como fertilizante de las fincas 1, 2, y en especial en la finca número 5, la cual, presentó la concentración más elevada de arsénico en esta investigación (Peris, 2006; Zamora et al., 2008; Hernández, 2011).

5.1.2 Niveles de plomo en leche cruda.

En el presente estudio se obtuvieron concentraciones medias de 0,150 ppm en la leche cruda de los hatos estudiados.

Al comparar con otras investigaciones Quiang et al. (2009) en su estudio comparando leches en China y en Japón reportan contenidos medios de plomo de 0,07± 0,01 ppm. Así mismo nuestros valores son mayores a los reportados en el estudio realizado por Ataro et al. (2008) en vacas lecheras de Suráfrica donde obtuvieron concentraciones en un rango de 8 a 19,7 ppb. González-Montaña et al. (2012) en Asturias – España, en leche fresca de vaca, hallaron valores para el Pb de 0,71 a 16,06 ppb, de igual forma Sola-Larrañaga et al. (2009) en leche cruda de la comunidad de Navarra- España reportaron valores de 18,70 a 5,23 ppb. En seis condados de Taiwan Jeng et al. (1994) obtuvieron contenidos de 0,98 a 4,45 ppb. También otros investigadores en Arabia Saudita (Farid et al., 2004) reportaron valores inferiores para contenidos de Pb en la leche fresca de vaca de 3,5 ± 0,2 ppb. En la provincia de León-España Gutiérrez-Chávez (2009) encontró valores medios para Pb de 5,15 ppb, mientras que, en Brasil, Santos et al. (2004) hallaron concentraciones de 140,0 ppb, siendo bastante similares a las que nosotros hemos encontrado.

En áreas contaminadas investigadores como Swarup et al. (2005), en la India, hallaron valores menores a los nuestros, con cifras entre 0,257 y 0,844 ppb; de la misma forma Singh et al. (2010) mencionaron valores de 0,044 ppm. Los contenidos reportados por Ayar et al. (2009) en Turquía, de 0,09 y 0,11 ppm, son semejantes a los nuestros. Por el contrario, en Egipto Nars et al. (2007) encontraron valores claramente más elevados en leche fresca de vaca con cifras de 2,462 ppm, Martino et al. (2001) reportaron niveles de 0,9 ppm. En otro estudio realizado en México por Rodríguez-Fuentes et al. (2008) encontraron contenidos de Pb mayores a los reportados en nuestra investigación, con cifras entre 0,5998 y 0,8714 ppm. De la misma manera Serdaru et al. (2001), en Rumania, obtuvieron concentraciones de 0,32 ppm, en la India Singh et al. (1997) reportaron valores de 1,62 a 1,86 ppm, mientras que Lawal et al. (2006) en Brasil, Nigeria e Italia encontraron contenidos promedio de 0,53 ppm.

		Suma de cuadrados	gl	Media cuadrática	F	Sig.
Plomo	Intergrupos	,023	3	,008	,416	,743
	Intragrupos	,470	26	,018		
	Total	,493	29			

Tabla 22. Prueba de ANOVA para los valores de plomo en hatos lecheros de los municipios de Entrerríos y San Pedro.

Mediante la prueba de ANOVA se observa, en la tabla 22, que estadísticamente no hay diferencia significativa ($p < 0,05$) para el efecto finca sobre el contenido de plomo en los hatos lecheros estudiados.

Es importante anotar que el plomo es uno de los elementos más frecuentes de intoxicación en bovinos, y más aún en terneros jóvenes. Estos animales son más sensibles debido a la ausencia de una microflora ruminal funcional y madura y a su alto metabolismo que favorece la absorción (Perrin et al., 1990). Por ejemplo, en Irlanda del Norte las intoxicaciones por plomo representaron el 4,5% de todas las muertes del ganado vacuno. De igual manera en el oeste de Canadá el 50,9% de intoxicaciones en el ganado y en terneros menores de seis meses (y más en ganado de leche que de carne) se debieron posiblemente al plomo. Además, se ha encontrado relación de estas intoxicaciones con animales localizados cerca de carreteras, con las condiciones ambientales del sitio de producción (Anastasio et al., 2006) y por acceso a baterías viejas (Palacios et al., 2002), botes de pinturas, establos y materiales pintados, etc. De otra parte, las intoxicaciones agudas son las más frecuentes; más de 20.000 casos en vacunos se reportan en todo el mundo por la gran cantidad de plomo redistribuido en la corteza terrestre en su mayoría debido a procesos industriales (1,5 x 10^6 toneladas; Hocker, 1989).

En un estudio sobre metales pesados realizado en suelos de Bosa (Colombia) tratados con riego de aguas residuales se encontraron niveles de plomo entre 3,6 y 190,4 ppm MS, mientras que nuestro estudio las fincas de Entrerríos, y en especial las fincas 1, 2 y 5, tratadas con biosólidos, presentaron los niveles más altos de Pb (0,187; 0,121 y 0,151 ppm respectivamente), pero siempre con valores inferiores a los encontrados en Bosa, Colombia.

En esta investigación pudo haber un posible riesgo de contaminación con plomo debido a varios factores, entre los que podemos señalar, pinturas en piezas metálicas, en establos, maderas pintadas, cercos, tarros, y otros elementos metálicos dejados en sitios cercanos a los animales, pero en nuestra opinión podría deberse principalmente por haber sido región minera, y sobre todo por el empleo de biosólidos como fertilizantes en suelos y pastos.

5.1.3 Niveles de cobre en leche cruda.

En esta investigación los contenidos medios de cobre estuvieron en 0,169 ppm en los hatos lecheros de los municipios de Entrerríos y San Pedro. Algunos investigadores reportan valores mayores a los que nosotros hemos encontrado. Así en México, Rodríguez-Fuentes et al. (2008) encontraron promedios de 0,425 ppm de cobre en leche, mientras que Sola-Larrañaga et al. (2009) en leche cruda de Navarra - España obtuvieron valores medios de 0,518 ppm. En otros estudios mencionan contenidos menores, por ejemplo, en Venecia y Roma, Abballe et al. (2008) citan valores de 0,20 y 0,90 ppm respectivamente. También Quiang et al. (2009) en China y Japón hallaron valores de 0,42 ± 0,13 ppm y en Brasil Ferreira et al. (2005) reportaron valores que fluctuaron entre 0,10 y 0,50 ppm. Al-Awadi y Srikumar (2000) en Kuwait mencionan contenidos de 0,27 ppm en leche fresca, mientras que en Arabia Saudita Farid et al. (2004) hallaron valores inferiores con contenidos de cobre en la leche cruda de vaca de 48,9 ± 0,6 ppb. De la misma manera en la provincia de León-España, en leche fresca, Gutiérrez-Chávez (2009) encontró valores de 63,51 ppb. En Brasil Santos et al. (2004) reportaron concentraciones para el cobre de 0,01 a 0,06 ppm, en India Singh et al. (2010) obtuvieron contenidos de 0,055 ppm, mientras que Licata et al. (2004) en Italia hallaron valores de 1,98 ppb, Andersson (1992) en USA reporta valores de 0,052 ppm y Gustafson et al. (2007) en Suecia mencionaron valores de 0,053 ppm.

		Suma de cuadrados	gl	Media cuadrática	F	Sig.
Cobre	Intergrupos	,221	9	,025	5,425	,000
	Intragrupos	,408	90	,005		
	Total	,629	99			

Tabla 23. Prueba de ANOVA para los contenidos de cobre en hatos lecheros de Entrerríos y San Pedro.

En la tabla 23 se aprecia la existencia de diferencia significativa sobre las concentraciones de cobre ($p<0,05$) debido al efecto finca. Para determinar la diferencia entre fincas se recurrió al estadístico Tukey y Duncan (comparación de medias entre fincas).

Cobre

	Fincas	N	Subconjunto para alfa = 0.05				
			1	2	3	4	5
HSD Tukey[a]	3 Entrerrios	10	.09420				
	7 San Pedro	10	.11840	.11840			
	6 San Pedro	10	.13370	.13370	.13370		
	10 San Pedro	10	.15300	.15300	.15300		
	8 San Pedro	10	.16280	.16280	.16280		
	1 Entrerrios	10	.16592	.16592	.16592	.16592	
	4 Entrerrios	10	.19180	.19180	.19180	.19180	
	9 San Pedro	10		.19500	.19500	.19500	
	5 Entrerrios	10			.21930	.21930	
	2 Entrerrios	10				.26230	
	Sig.		.050	.260	.138	.056	
Waller-Duncan[a,b]	3 Entrerrios	10	.09420				
	San Pedro	10	.11840	.11840			
	6 San Pedro	10	.13370	.13370	.13370		
	10 San Pedro	10	.15300	.15300	.15300	.15300	
	8 San Pedro	10	.16280	.16280	.16280	.16280	
	1 Entrerrios	10	.16592	.16592	.16592	.16592	
	4 Entrerrios	10		.19180	.19180	.19180	.19180
	9 San Pedro	10			.19500	.19500	.19500
	5 Entrerrios	10				.21930	.21930
	2 Entrerrios	10					.26230

Tabla 24. Resultados de la prueba de Tukey y Duncan para contenidos de cobre en los hatos lecheros estudiados.

Mediante las pruebas de comparación de medias de Tukey y Duncan se comprobó la existencia de diferencia significativa, como se muestra en la tabla 24, entre las fincas 2, 5 y 9, que presentaron los mayores contenidos de cobre, y en especial la finca 2 en comparación con las demás fincas del estudio.

Varios investigadores han reportado intoxicaciones por cobre en terneros y cabritos, antes del destete, cuando reciben lactoreemplazantes ricos en cobre de alta disponibilidad (Shand y Lewis, 1957). Por otra parte, una exposición a 200 ppm de Cu MS fue peligrosa en terneros con 3 a 4 días de edad (Jenkins y Hidiroglou, 1987). Otras posibilidades de intoxicación se pueden presentar por fincas cercanas a fuentes de contaminación antropogénica, corrosión de tuberías o amalgamas de cobre en aguas superficiales (Macintosh y Leej, 1982; Farmer y Farmer, 2000; Minagricultura, 2003). Es interesante considerar las interacciones con otros metales como Mo, S y Zn, cuya presencia es antagónica e influye en la determinación de las concentraciones de cobre (Underwood, 1983; Puls et al., 1994, Benedito et al., 1998; Bustamante et al., 2008).

Otra posibilidad de contemplar contaminación por Cu son los desechos orgánicos provenientes de las explotaciones de cerdos de la región o incluso de la misma finca. La deposición de dichos sustratos en los suelos agrícolas o directamente en los potreros, además de contaminar los suelos con una cantidad variable de elementos tóxicos, puede incluso alcanzar los mantos freáticos (Arnold et al., 2005; Tristán, 2008).

En esta investigación la presencia de cobre en todas las fincas y los altos contenidos de cobre en algunas de ellas, es difícil justificarla precisando una única causa por los diversos riesgos acaecidos, como son manejos propios de cada finca en suplementación nutricional y los múltiples agentes externos potenciales de contaminación. Además de los factores de riesgo citados, estos valores se puedan explicar por diversas fuentes como son equipos de ordeño y tanque de almacenamiento defectuosos, tuberías hidraúlicas metálicas, diversas materias primas conteniendo cobre, la adición de fertilizantes o directamente la incorporación de minerales en las dietas de porcino y aves conteniendo altos niveles de oligoelementos, entre ellos el cobre (Tanabe et al., 2001; Radostits et al., 1999; Underwood y Suttle, 2003; Satarug et al., 2003; Waisberg et al., 2003; He et al., 2005; Li et al., 2001). También se podría justificar por la inclusión en la dieta de sales correctoras de dudosa calidad (Underwood y Suttle, 2003) o por el uso de medicamentos o desinfectantes conteniendo Cu, tuberías oxidadas, corrosivas, utensilios e implementos metálicos (Macintosh y Leej, 1982) y finalmente agua, suelos y forrajes posiblemente contaminados con cobre y que posteriormente puedan ser consumidos por las vacas en pastoreo.

5.1.4 Niveles de cadmio.

El valor promedio en los hatos estudiados para el Cd es de 0,210 ppm. En China y Japón Quiang et al. (2009) reportaron valores menores a los que nosotros hemos encontrado de 1,5 ± 0,4 ppb. De la misma forma nuestros valores son mayores a los mencionados en los estudios realizados por González-Montaña et al. (2012) en Asturias - España en leche fresca de vaca, donde hallaron valores para el Cd por debajo del límite de sensibilidad del equipo (menor a 0,2 ppb). También en fincas de Suráfrica, Ataro et al. (2008) no detectaron Cd en ninguna de las muestras. Además, en la provincia de León, España Gutiérrez-Chávez (2009) encontró que el cadmio fue menor al límite de detección. Asimismo, otros investigadores en Arabia Saudita como Farid et al. (2004) reportaron valores inferiores para contenidos de Cd en la leche fresca de vaca de 4,7 ± 0,2 ppb, en Navarra-España, Sola-Larrañaga et al. (2009) lograron valores de 1,73 a 0,40 ppb. En seis condados de Taiwan Jeng et al. (1994) mencionan contenidos de 0,21 a 0,173 ppb, mientras que en la India Singh et al. (2010) lograron valores de 0,0003 ppm y en Egipto Nars et al. (2007) hallaron promedios en leche fresca de vaca cercanos a los valores que hemos encontrado en el presente estudio, con valores de 0,159 ppm. En productos derivados de la leche de ovejas en dos regiones del sur de Italia Anastasio et al. (2006) obtuvieron valores de 0,05 a 0,06 ppb. De otra parte, algunas concentraciones más altas, pero aún menores a las nuestras, son citadas por Pavlovic et al. (2004) en diversas granjas de Croacia donde hallaron concentraciones entre 0,003 y 0,006 ppm y desde 0,001 hasta 0,016 ppm respectivamente. Ayar et al. (2009) reportaron valores en Turquía que van desde 0,002 hasta 0,03 ppm, mientras que en Rumanía Serdaru et al. (2001) encontraron que las cantidades de cadmio fueron de 0,04 ppm. Por su parte en Chile Muñoz et al. (2005) reportaron valores de 6,0 ppb, en Brasil Santos et al. (2004) hallaron concentraciones para el cadmio que estuvieron entre 0,3 y 5,0 ppb y en estudios realizados en México por Rodríguez-Fuentes et al. (2008) encontraron mayores contenidos de Cd a los reportados en nuestra investigación con valores entre 0,279 y 0,314 ppm.

Por su parte, Moreno et al. (1993) y Sola-Larrañaga et al. (2009), mencionaron que los altos valores encontrados de Cd se deben posiblemente a varios factores, como el agua de bebida que consumen los animales, los forrajes, y/o el alimento balanceado y la época del año, además de la técnica o el método de análisis utilizado.

		Suma de cuadrados	gl	Media cuadrática	F	Sig.
Cadmio	Intergrupos	,011	2	,006	3,521	,044
	Intragrupos	,043	27	,002		
	Total	,054	29			

Tabla 25. ANOVA para los contenidos de cadmio en hatos lecheros de Entrerríos y San Pedro.

De acuerdo con la tabla 25, los valores de cadmio presentaron diferencia significativa (p<0,05) en los hatos lecheros de nuestro estudio. No obstante, la prueba de comparación de medias de Tukey y Duncan no se pudo realizar porque existen fincas donde los valores de Cd estuvieron por debajo del límite de detección.

Algunos estudios mencionan que las fuentes más comunes de cadmio son suelos y forrajes contaminados con fertilizantes superfosfatados, cuyos niveles de cadmio pueden variar desde menos de 5 hasta 134 ppm, dependiendo del país o región de origen (Bradley, 1993). En Australia y Nueva Zelanda el uso común de superfosfatos, ricos en cadmio, elevó su concentración en suelos y pastos lo suficiente para alcanzar concentraciones renales de cadmio por encima de 1 ppm (en peso fresco) en corderos en pastoreo (Bradley, 1993; Morcombe et al., 1994). Además, la ingesta de fertilizantes y tierra por los animales durante el sobrepastoreo puede elevar la carga corporal de cadmio.

De la misma forma el agua de riego contaminada con aguas residuales municipales también puede ser una fuente importante de cadmio, igualmente las aguas fangosas residuales contienen concentraciones de cadmio variables e incluso excesivas (más de 20 ppm, MS), por lo que animales en pastoreo que ingieren pasto o capas de suelo superficial enriquecido con cadmio residual pueden evidenciar la acumulación tisular de cadmio (Bremner, 1993). Por ejemplo, en cultivos de arroz del valle del río Po (Italia) las concentraciones de cadmio en el suelo aumentaron un 6% en un año (Van Bruwaene et al., 1984).

Considerando las diversas fuentes de contaminación por Cd es posible que algunos de los mayores contenidos de cadmio encontrados en nuestro estudio (específicamente en las fincas del municipio de Entrerríos 1, 2 y 5), se deban principalmente al efecto de la fertilización con biosólidos en concordancia con Van Bruwaene et al. (1984) y Bebner (1993), aunque sin olvidar el empleo de diferentes prácticas culturales y de manejo en alimentación y suplementación, la ubicación cercana de algunas de las fincas en zona de actividades de minería. También es importante mencionar que las deficiencias nutricionales y en especial las de calcio, hierro y cinc pueden aumentar la absorción y retención del cadmio (Kollmer y Berg, 1989).

5.1.5. Niveles de mercurio.

El promedio hallado para el mercurio en los hatos lecheros en nuestro estudio fue de 0,125 ppm. Es primordial considerar que existe poca información y estudios relacionados con las concentraciones de mercurio en la leche de vaca. Al comparar este promedio con otros investigadores observamos que la presente investigación reporta valores mayores a los presentados por otros estudios, tales como los realizados en España por López-Alonso et al. (2000) y Gutiérrez-Chávez (2009), en los cuales no pudieron detectar contenidos de Hg en muestras de leche. Muñoz et al. (2005) encontraron contenidos de 1,0 ng/l. Puls et al. (1994). reportaron valores de Hg en leche entre 3,0 y 10,0 ppb, mientras que Gundacker et al. (2002) hallaron concentraciones de 1,12 ppb en leche fresca.

		Suma de cuadrados	gl	Media cuadrática	F	Sig.
Mercurio	Intergrupos	,009	2	,004	20,419	,000
	Intragrupos	,006	27	,000		
	Total	,014	29			

Tabla 26. ANOVA para el contenido de mercurio en hatos lecheros de Entrerríos y San Pedro.

En la tabla 26, se observa que existe diferencia significativa ($p<0,05$) para el efecto finca sobre las concentraciones de mercurio en las fincas estudiadas.

La prueba de comparación de medias de Tukey y Duncan no pudo realizarse porque existen fincas donde los valores de Hg estuvieron por debajo del límite de detección.

Debido a que algunas de las fincas de nuestro estudio presentaron niveles elevados de mercurio (promedio de 0,125 ppm) es importante tener presente algunas fuentes de contaminación por Hg citadas por otros investigadores. Así Chang et al. (1987) mencionaron que las raciones ricas en mercurio están constituidas principalmente por la harina de pescado, utilizada en las dietas nutricionales para animales. También el uso de fungicidas que contienen mercurio puede elevar los niveles hasta 20 ppm MS en los pastos, cereales y otros vegetales provocando toxicidad en las vacas (Boyd y Martens, 1998). Por otra parte, la administración tópica de medicamentos con Hg para tratar infecciones cutáneas ha ocasionado severas intoxicaciones e incluso la muerte en bovinos (Simpson et al., 1997).

Con respecto a la investigación que nos ocupa, además de los riesgos mencionados con la presencia de mercurio como xenobiótico, vale la pena citar la existencia de otras fuentes de contaminación por mercurio en la leche. Entre ellas se destaca que, en Colombia, y específicamente las regiones de estudio los municipios de San Pedro y Entrerríos, fueron importantes zonas mineras, donde se utilizaron indiscriminadamente cientos de toneladas de Hg para la extracción de minerales (oro y carbón) y que fácilmente pudieron contaminar las fuentes de agua, el suelo y los vegetales. Asimismo, en la actualidad varias de las fincas del estudio utilizan como fertilizante para los suelos biosólidos conteniendo posiblemente altos niveles de metales pesados y entre ellos mercurio, que se hayan incorporado a la cadena trófica y así hayan trascendido hasta la leche. Además, debemos tener en cuenta que los productores aplican diversos fungicidas, herbicidas e insecticidas en los pastos, así como medicamentos y también suplementos nutricionales que puedan ser una posible fuente de mercurio.

5.2. Metales pesados (As, Pb, Cu, Cd y Hg) encontrados en leche individual comparando los municipios de Entrerríos y San Pedro.

			Arsénico	Plomo	Cobre	Cadmio	Mercurio
Municipio	Entrerríos	N	25	25	25	25	25
		Media (ppm)	0,523	0,150	0,187	0,210	0,121
		Desviación típica	0,614	0,130	0,091	0,043	0,022
		Error típico de la media	0,087	0,024	0,013	0,008	0,004
		Mediana (ppm)	0,441	0,117	0,179	0,215	0,118
	San Pedro	N	25	25	25	25	25
		Media ppm	0,033	N.D.	0,153	N.D.	N.D.
		Desviación típica	0,024	.	0,062	.	.
		Error típico de la media	0,003	.	0,009	.	.
		Mediana ppm	0,021	N.D.	0,160	N.D.	N.D.

Tabla 27. Estadística descriptiva comparativa de los contenidos de los metales pesados (en ppm) hallados en la leche fresca individual en hatos lecheros en los municipios de Entrerríos y San Pedro. N= número de muestras, N.D.= No detectado.

Comparando los valores de los dos municipios (tabla 27) se observa que en las muestras de leche fresca del municipio de Entrerríos se ha detectado la presencia de todos los metales estudiados. Los promedios para las concentraciones fueron para arsénico 0,523 ppm, para plomo 0,150 ppm, para cobre 0,187 ppm, para cadmio 0,210 ppm y para mercurio 0,121 ppm. Sus valores estuvieron claramente por encima de las cantidades medias encontradas en el municipio de San Pedro: arsénico (0,033 ppm) y cobre

(0,153 ppm). En este municipio plomo, cadmio y mercurio no pudieron ser detectados.

Contrastando los valores de arsénico para ambos municipios se aprecia una concentración, aproximadamente dieciséis veces mayor en el municipio de Entrerríos que en el de San Pedro (0,523 ppm frente a 0,033 ppm). Por el contrario, los contenidos de cobre fueron muy similares entre los dos municipios: Entrerríos (0,187 ppm) y San Pedro (0,153 ppm).

Llama la atención, y es preocupante, el alto valor de arsénico encontrado en el municipio de Entrerríos. Al tratar de encontrar las posibles fuentes de este mineral podemos inferir que estas altas concentraciones se deben a los valores hallados específicamente en tres fincas (1, 2, y 5) de las cinco estudiadas en este municipio (ver figura 7 y tablas 21 y 27). Estas fincas tienen en común que son las únicas que utilizan biosólidos como fertilizantes en sus suelos (García, 2004; Zamora et al., 2008; Aguado, 2008; Singh et al., 2010). Otra posible explicación de los altos valores hallados pueda deberse al agua de bebida de los animales que pudiera estar contaminada con metales (Pérez-Carrera y Fernández-Cirelli, 2005).

Examinando otras condiciones de riesgo se sabe que pueden existir altas posibilidades de contaminación por metales pesados en las materias primas que conforman la dieta del ganado como son granos, cereales, pastos y forrajes, que han sido tratados o expuestos a sustancias o productos químicos fertilizantes y/o biocidas, y que frecuentemente están compuestos por altas dosis de metales tóxicos como mercurio, cobre, cadmio y arsénico (Soria et al., 1995; Poulsen, 1998; Wyatt et al., 1998; Radostits et al., 1999; Li et al., 2001; Tanabe et al., 2001; Underwood y Suttle, 2003; Satarug et al., 2003; Waisberg et al., 2003; He et al., 2005; Datta et al., 2006; Sola-Larrañaga et al., 2009; Singh et al., 2010) o por la inclusión en la dieta de sales correctoras de dudosa calidad (Underwood y Suttle, 2003). Por esta razón los animales estabulados con un esquema de alimentación intensiva tienen mayor riesgo de consumir y por tanto acumular estos metales a lo largo de su vida, eliminándolos por la leche (Gutiérrez-Chávez, 2009).

Por el contrario en el municipio de San Pedro ninguna de las fincas estudiadas utiliza biosólidos como fertilizante, y teniendo en cuenta lo mencionado por otros investigadores como Perucci, (1992), Felipo (1995), Ansorena y Marino (1990), García et al. (1999), Silva et al. (2001), Saenz (2004), Hernández y Pastor (2005), Aguado, (2008) y Zamora et al. (2008), en aquellas fincas con aplicación continua con aguas residuales (lodos) tienden a aumentar y acumular las concentraciones de metales pesados, en especial plomo y cadmio, que pueden afectar la salud animal y humana.

Las mayores concentraciones de metales en el suelo se deban posiblemente al alto contenido de metales en estos lodos y a la respuesta del suelo a los cambios de pH, a los aumentos en el contenido de materia orgánica y a la textura del suelo, que incrementan la capacidad de intercambio catiónico. Todo ello aumenta la retención de los metales pesados, evitando su lixiviación o eliminación, y propiciando diversos efectos en el ambiente como la contaminación de la cadena trófica (suelo, agua, vegetales), el envenenamiento del ganado, y la mortalidad de plancton y de peces, etc. (Calvo de Anta, 1987; Felipo, 1995; Ansorena y Marino, 1990; García, 2004; Peris, 2006; Aguado, 2008; Hernández, 2011).

Es importante señalar que todos los valores encontrados de metales pesados en el municipio de Entrerríos estuvieron por encima de los límites permisibles dados por el Codex Alimentario, lo que sin duda representa un problema sanitario importante.

5.3. Valores de As, Pb, Cu, Cd y Hg en leche fresca individual en dos épocas distintas (verano e invierno) en hatos lecheros de los municipios de Entrerríos y San Pedro, Antioquia, Colombia.

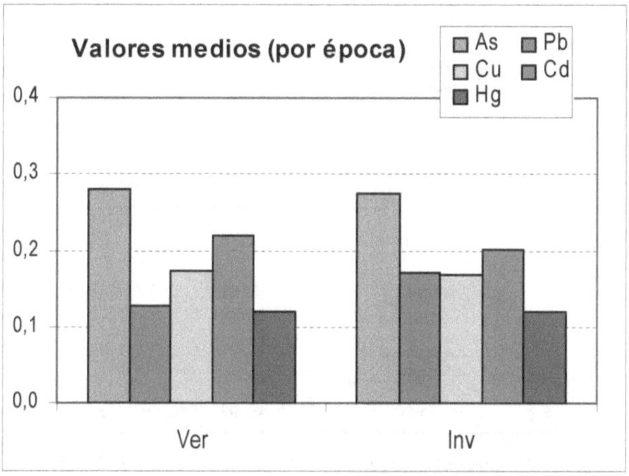

Figura 8. Determinación de los valores de As, Pb, Cu, Cd y Hg en leche fresca individual (ppm) en dos épocas distintas verano (Ver) e invierno (Inv) en hatos lecheros de los municipios de Entrerríos y San Pedro.

En la figura 8 y tabla 28 se puede constatar que los valores medios más elevados en los metales, cuando se estudian en función de la estación anual, se han encontrado para los contenidos de arsénico y de cadmio siempre por encima de 0,200 ppm, mientras que los valores más bajos se han detectado en el mercurio (alrededor de 0,120 ppm). Prácticamente en todos los metales medidos las cantidades encontradas son similares en el muestreo realizado en verano y en invierno, con cifras afines para arsénico (0,279 y 0,276), cadmio (0,219 y 0,201), cobre (0,174 y 0,165) y mercurio (0,121 y 0,120 ppm) y únicamente hemos comprobado ligeras diferencias, no significativas (ver tabla 28), entre el plomo encontrado en verano (0,128 ppm) y en invierno (0,170 ppm).

			N	Arsénico	Plomo	Cobre	Cadmio	Mercurio
Época	Verano	Media (ppm)	50	0,279	0,128	0,174	0,219	0,121
		Desviación típica		0,501	0,029	0,079	0,044	0,023
		Error típico de la media		0,071	0,008	0,011	0,011	0,006
		Mediana		0,098	0,117	0,168	0,220	0,118
	Invierno	Media (ppm)	50	0,276	0,169	0,165	0,201	0,120
		Desviación típica		0,499	0,177	0,081	0,042	0,023
		Error típico de la media		0,071	0,044	0,011	0,011	0,006
		Mediana		0,096	0,116	0,160	0,200	0,117

Tabla 28. Concentraciones de metales pesados (en ppm) durante dos épocas diferentes verano e invierno de las muestras de leche fresca de vaca en los municipios de Entrerríos y San Pedro.

Se conoce que el plomo y el mercurio son poco translocados por efecto climático (Felipo, 1995; Simonete et al., 2003), pero investigadores como Moreno et al. (1993) y Anastasio et al. (2006) mencionan que el contenido de metales pesados en la leche no sólo está influenciado por factores como el clima, sino que pueden intervenir otros factores como son el agua de bebida, los forrajes o el alimento balanceado para los animales, la técnica o método de análisis y la cercanía de las fincas a zonas contaminadas. Por otra parte, Farmer y Farmer (2000) y Alcocer et al. (2007) también señalan que hay varios factores a tener en cuenta en la concentración de los metales pesados, así por ejemplo en músculos y órganos de bovinos los niveles pueden estar influenciados por la utilización de promotores de crecimiento en la alimentación, tipos de forrajes utilizados, tipo y materiales utilizados en las construcciones de la finca, la época del año, etc (Sola-Larrañaga et al., 2009).

Sin embargo en nuestro estudio una posible explicación para las mínimas diferencias obtenidas en los valores medios de plomo pudiera deberse al intenso invierno consecuencia del fenómeno "de la niña" (ola invernal con lluvias abundantes y frecuentes) que se presentaron en la región de estudio en el año 2010, y que esto haya podido remover algunas cantidades en el contenido de plomo que se encontrasen en las capas superficiales de la corteza del suelo y por lo tanto se presentara un efecto leve de lixiviado. También es posible que hayan contribuido las instalaciones como corrales, salas de espera, embudos y salas de manejo construidas con materiales de metal pintado, que por efecto del lavado y roce pudieran contaminar con plomo al ambiente o ser lamidos directamente por los animales (Sinhg et al, 1997; Kaneko et al., 1997; Méndez Batán, 2002; Wasson et al., 2005).

A continuación, mostramos una representación gráfica donde se visualiza los niveles de cada uno de los metales medidos, en cada una de las fincas teniendo en cuenta la época de muestreo.

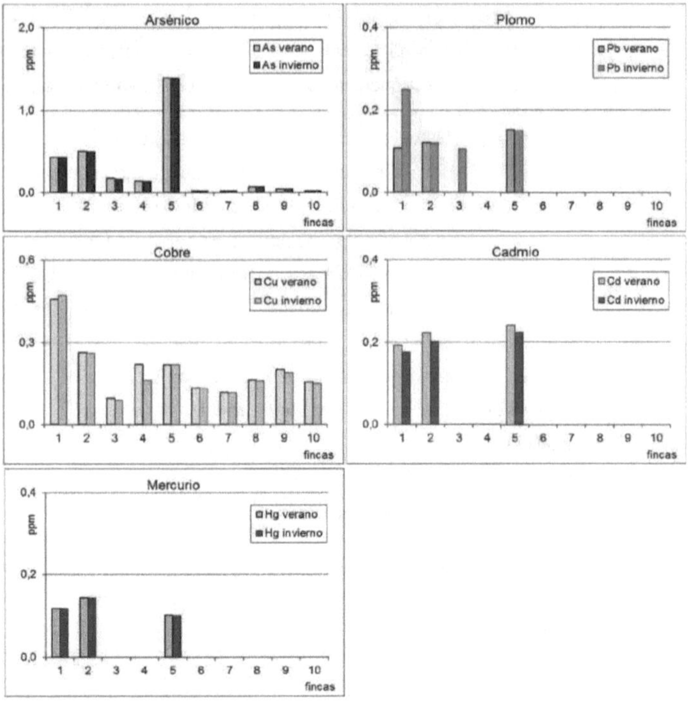

Figura 9. Representación gráfica de los metales pesados estudiados por época (verano e invierno) y por finca.

Cuando valoramos cada uno de los metales teniendo en cuenta la finca muestreada y la época de muestreo comprobamos que los valores son prácticamente similares para cada explotación.

Cabe llamar la atención en el caso del plomo, donde apreciamos un valor medio muy superior en la finca 1 y en el muestreo invernal. Ello se debe, sin duda, a los valores encontrados en una de las muestras de leche (0,825 ppm) frente al valor encontrado en este mismo animal en verano, que era 8 veces más bajo (0,101 ppm). También, y en la misma gráfica, comprobamos que aparece representación gráfica en la finca 3 en invierno, y no en verano, y ello fue debido a que sólo una muestra de leche presentó valores por encima del límite de detección en invierno, mientras que en verano todas ellas están por debajo del límite de detección de la técnica utilizada en la valoración de metales en leche.

Estas variaciones podrían explicarse posiblemente por un doble efecto como el fenómeno de la ola invernal por un lado y al hábito de mal de pica (vicio) o trastorno nutricional de este animal que la haya llevado a lamer los tubos metálicos con pintura que forman parte de los corrales de manejo, sala de espera y de la zona de ordeño, o bien paredes o pisos de los alojamientos (Thatcher et al., 1985; Singh et al., 1997; Hullinger et al., 1998; Méndez Batán, 2002; Wasson et al., 2005; Krook et al., 2006). Por otro lado, podríamos tener en cuenta al agua de escorrentía e incluso con aumento de aguas subterráneas posiblemente contaminadas, con el consecuente aumento en la concentración de plomo en las capas superficiales del suelo de la finca 3 y por ello mayor disposición para la contaminación por parte de los animales.

Como se puede observar en la tabla 29 los resultados confirman la percepción inicial de la no existencia de diferencias significativas en el contenido de metales pesados (arsénico, plomo, cobre, cadmio y mercurio) en las vacas muestreadas cuando tenemos en cuenta la estación de muestreo (verano o invierno) y los hatos lecheros estudiados. Por ello podemos confirmar que en nuestro estudio no hay un claro efecto estacional (climatológico) para la valoración de los contenidos de metales pesados en los hatos estudiados.

		Suma de cuadrados	Gl	Media cuadrática	F	Sig.
Arsénico	Intergrupos	,000	1	,000	,001	,974
	Intragrupos	24,516	98	,250		
	Total	24,516	99			
Plomo	Intergrupos	,013	1	,013	,748	,395
	Intragrupos	,480	28	,017		
	Total	,493	29			
Cobre	Intergrupos	,002	1	,002	,325	,570
	Intragrupos	,627	98	,006		
	Total	,629	99			
Cadmio	Intergrupos	,003	1	,003	1,423	,243
	Intragrupos	,051	28	,002		
	Total	,054	29			
Mercurio	Intergrupos	,000	1	,000	,005	,943
	Intragrupos	,014	28	,001		
	Total	,014	29			

Tabla 29. ANOVA respeto al contenido de metales pesados en función de la época muestreada (verano/invierno) en hatos lecheros de Entrerríos y San Pedro, Colombia.

Por el contrario, Moreno et al. (1993) y Sola-Larrañaga et al. (2009) mencionan que uno de los factores responsable de las diferencias encontradas en las concentraciones de minerales puede ser el efecto del clima. No obstante, estos mismos autores reportan otros factores que también podrían afectar las concentraciones de metales en la leche en las diferentes fincas y municipios evaluados en nuestro estudio como son el agua de bebida, los alimentos utilizados, los forrajes, las técnicas de laboratorio y la zona geográfica. De la misma manera nuestra investigación contradice lo citado por el estudio realizado en Polonia por Radzyminska y Smoczynski (2006), en el cual encontraron que la concentración de plomo en la leche cruda de vaca fue mayor en animales en pastoreo durante el verano (0,0105 ppm) en comparación con la leche de animales estabulados durante el invierno (0,009 ppm). De otra parte, Prado et al. (2001) sugieren que la acumulación de xenobióticos en la leche para consumo humano es un problema generalizado a nivel mundial y puede deberse a las variaciones geográficas, climáticas, culturales y socio-económicas de cada lugar.

Nosotros, de acuerdo con la investigación realizada, y teniendo presente varios articulos de la literatura, incluiríamos otros factores de riesgo asociados al ambiente entre ellos la variedad en estructura y función de los suelos, como los suelos desarrollados en zona de minería, las producciones ganaderas cercanas a plantas de refino o las actividades industriales con alto riesgo de expandir las contaminaciones por metales pesados, el alto tráfico de automotores, los diferentes materiales derivados de metales utilizados en las construcciones en las fincas, el tipo de materiales y estado de los utensilios utilizados, así como la raza, edad y estado nutricional e inmunitario deficiente de los animales propiciando interacciones con los minerales y con medicamentos. Asimismo, cabe señalar la presencia de animales jóvenes siendo más susceptibles a la contaminación por metales, los diversos manejos culturales de los animales, la suplementación de las dietas, la clase de cultivos y conservación de los mismos, el tipo de fertilizaciones en los suelos y vegetales, el manejo y rotación de las praderas y la sanidad animal, entre otros.

5.4. Valores de As, Pb, Cu, Cd y Hg en leche fresca individual con diferente tipo de fertilización (biosólidos o combinación de abono químico y orgánico) en hatos lecheros de los municipios de Entrerríos y San Pedro, Antioquia, Colombia.

Fincas	Metal Pesado		Arsénico	Plomo	Cobre	Cadmio	Mercurio
Fincas	1 Entrerrios (biosólidos)	Media (ppm)	0,428	0,187	0,166	0,185	0,117
		Desviación típica	,048	,239	,050	,049	,016
		Error típico de la media	,015	,080	,016	,015	,005
		Mediana	,441	,108	,164	,199	,116
	2 Entrerrios (biosólidos)	Media	0,499	0,121	0,262	0,213	0,143
		Desviación típica	,053	,015	,135	,015	,015
		Error típico de la media	,017	,005	,043	,005	,005
		Mediana	,485	,116	,212	,210	,143
	3 Entrerrios (químico + orgánico)	Media	0,166	0,106	0,094	.	.
		Desviación típica	,010	.	,014	.	.
		Error típico de la media	,003	.	,004	.	.
		Mediana	,169	,106	,098	.	.
	4 Entrerrios (químico + orgánico	Media	0,135	.	0,192	.	.
		Desviación típica	,033	.	,073	.	.
		Error típico de la media	,011	.	,023	.	.
		Mediana	,130	.	,220	.	.
	5 Entrerrios (biosólidos)	Media	1,388	0,151	0,219	0,232	0,102
		Desviación típica	,947	,033	,042	,046	,013
		Error típico de la media	,299	,010	,013	,015	,004
		Mediana	1,072	,131	,238	,225	,105
	6 San Pedro (químico + orgánico)	Media	0,015	.	0,134	.	.
		Desviación típica	,003	.	,049	.	.
		Error típico de la media	,001	.	,015	.	.
		Mediana	,014	.	,155	.	.
		Media	0,015	.	0,118	.	.
		Desviación típica	,002	.	,051	.	.

7 San Pedro (químico +	Error típico de la media	,001	.	,016	.	.
	Mediana	,014	.	,125	.	.
8 San Pedro (químico + orgánico)	Media	0,071	.	0,163	.	.
	Desviación típica	,021	.	,085	.	.
	Error típico de la media	,007	.	,027	.	.
	Mediana	,080	.	,155	.	.
9 San Pedro (químico + orgánico)	Media	0,043	.	0,195	.	.
	Desviación típica	,008	.	,067	.	.
	Error típico de la media	,002	.	,021	.	.
	Mediana	,041	.	,185	.	.
10 San Pedro (químico + orgánico)	Media	0,019	.	0,153	.	.
	Desviación típica	,005	.	,026	.	.
	Error típico de la media	,001	.	,008	.	.
	Mediana	,021	.	,160	.	.

Tabla 30. Concentración de metales pesados en hatos lecheros de acuerdo al tipo de fertilización biosólidos o abono mixto (químico + orgánico).

En la tabla 30 se aprecia claramente que los mayores valores hallados en las concentraciones de metales pesados de nuestro estudio se corresponden con las fincas ubicadas en el municipio de Entrerríos (fincas 1, 2 y 5), y que la finca número 5 de Entrerríos es la que sobresale, presentando los valores más altos de todos los metales pesados estudiados.

Los valores obtenidos para la finca 5 fueron los siguientes: arsénico (1,388 ppm), plomo (0,151 ppm), cobre (0,219 ppm), cadmio (0,232 ppm) y mercurio (0,102 ppm). Es importante destacar que estas fincas están siendo fertilizadas con biosólidos procedentes de la planta San Fernando de Medellín. Las altas concentraciones encontradas pueden indicar una posible acumulación de estos metales en la capa superficial del suelo debido al riego frecuente, y durante varios años, con fertilizante biosólido. Se conoce, por registros, que esta finca lleva más de 11 años utilizando como única fuente de fertilizanción los biosólidos, y que éstos se añaden en los potreros donde pastan las vacas de producción.

Rodríguez- Sánchez en 2003, citando a la Organización Mundial de la Salud, señala que se ha comprobado que la leche de bovinos que pastorean e ingieren agua a las orillas de lagos y ríos contaminados con desechos industriales y aguas residuales contienen metales pesados como plomo, cadmio, mercurio y zinc. En estos estudios se ha encontrado que la concentración de metales pesados ingeridos por las vacas tiene influencia sobre las concentraciones de dichos elementos en la leche. Además, demostraron que una parte de estos elementos son excretados en la leche, unidos a compuestos orgánicos, principalmente a las proteínas, mientras que otros se asocian a una baja porción de grasa (Serdaru et al., 2001; Pavlovic et al., 2004; García, 2004; Licata et al., 2004; Rodríguez-Fuentes et al., 2008; Peris, 2006; Ataro et al., 2008; González-Montaña, 2009).

A continuación, se presenta la estadística inferencial para determinar la presencia de metales pesados en relación a la fertilización del suelo en los hatos lecheros de los municipios de Entrerríos y San Pedro.

	Tipo de fertilización	N	Media	Desviación típica.	Error típico. de la media
Arsénico	Biosólidos	30	,77143	,690600	,126086
	Químico + orgánico	70	,06632	,059537	,007116
Plomo	Biosólidos	29	,15169	,132393	,024585
	Químico + orgánico	1	,10600	.	.
Cobre	Biosólidos	30	,21584	,092732	,016931
	Químico + orgánico	70	,14984	,064651	,007727
Cadmio	Biosólidos	30	,21000	,043171	,007882
	Químico + orgánico	0[a]	.	.	.
Mercurio	Biosólidos	30	,12070	,022329	,004077
	Químico + orgánico	0[a]	.	.	.

Tabla 31. Estadísticos descriptivos para la concentración de metales pesados de acuerdo con el tipo de fertilización (biosólidos, químico + orgánico) en los hatos lecheros estudiados.

En la tabla 31 se observa que los valores medios para las concentraciones de As, Pb, Cu, Cd y Hg fue siempre mayor en las fincas donde usaron como fertilizante biosólidos procedentes del uso de aguas residuales y lodos en suelos y potreros, en comparación con las fincas donde sólo utilizan fertilizante de origen químico + orgánico. Además, cuando se utilizó éste último fertilizante no se detectó presencia de cadmio ni de mercurio en los hatos lecheros muestreados.

		Suma de cuadrados	gl	Media cuadrática	F	Sig.
Arsénico	Intergrupos	10,441	1	10,441	72,693	,000
	Intragrupos	14,076	98	,144		
	Total	24,516	99			
Plomo	Intergrupos	,002	1	,002	,115	,737
	Intragrupos	,491	28	,018		
	Total	,493	29			
Cobre	Intergrupos	,091	1	,091	16,668	,000
	Intragrupos	,538	98	,005		
	Total	,629	99			

Tabla 32. ANOVA para determinar diferencias en las concentraciones de metales pesados de acuerdo con el tipo de fertilización en hatos lecheros de San Pedro y Entrerríos.

De acuerdo con los resultados de la tabla 32 se observa que se presentaron diferencias significativas ($p<0,05$) en la concentración de arsénico y cobre en los hatos lecheros ubicados en el municipio de Entrerríos, donde se utiliza como práctica habitual la fertilización con biosólidos en los potreros donde pastan las vacas.

Estas pruebas estadísticas nos permiten demostrar que el arsénico y el cobre son los únicos metales pesados evaluados en esta investigación con cierta relevancia y que es preciso tener en cuenta su control y seguimiento como fuentes de posible contaminación en la leche proveniente de los hatos lecheros del municipio de Entrerríos abonados con biosólidos.

Asimismo, otros investigadores como Singh et al. (1997), Andreoli y Pegorini (2000) mencionan que el incremento de metales pesados en el suelo depende del contenido original del metal, de la textura del suelo, del contenido de materia orgánica y de la capacidad de intercambio catiónico. Por otra parte, en un estudio de Zamora et al. (2008), en el Estado de Coro (Venezuela), se señala el efecto del riego con aguas residuales sobre las propiedades químicas del suelo, de hecho, sostienen que la utilización continua de las aguas residuales contribuyó a una disminución significativa de pH, a la oxidación de sulfitos y a la producción de ácidos orgánicos con el consecuente aumento de metales pesados en el suelo, con niveles elevados de cadmio (2,30 ppm) y plomo (23,30 ppm). Estos niveles son superiores a los máximos permitidos por la mayoría de las normas mundiales, los cuales son 1,0 ppm para el cadmio y 10 ppm para el plomo. Ello implica que el uso agrícola de esta agua residual debe ser monitorizado para evitar los riesgos de contaminación del suelo y daños para la salud por la presencia de estos elementos.

De la misma forma en otros estudios se ha encontrado que tras la aplicación continua de aguas residuales los valores de Cd y Pb se incrementaron a niveles de 3 y 200 ppm, respectivamente (Perucci, 1992; Silva et al., 2001). No obstante, los resultados obtenidos en estas investigaciones señalan la importancia del uso de aguas residuales como alternativa para el manejo del recurso agua en las regiones semiáridas en virtud de la escasez de la misma, a lo que se auna el aporte de sustancias orgánicas y macronutrientes que mejoran la fertilidad de los suelos (Perucci, 1992; Silva et al., 2001; Peris, 2006; Zamora et al., 2008; Hernández y Pastor, 2008a, 2008b).

En correspondencia con otros invetigadores los altos valores de metales pesados hallados en nuestro estudio pudieran deberse al tiempo prolongado de riego con aguas residuales en suelos y pastos, al pH ácido de los suelos que favorecen la absorción de los metales y al alto contenido de materia orgánica (debida a la fertilización química y orgánica) que incrementa la capacidad de intercambio catiónico, aumentando la retención de los mismos y evitando su lixiviación. Además del riesgo potencial por la acumulación de metales pesados, deberíamos tener en cuenta que pueden aparecer problemas colaterales de salud pública asociados a la presencia de coliformes totales y fecales en el suelo que podrían incrementarse por el uso prolongado de dichas aguas residuales (Oliver, 1997; Sing et al., 1997; Peris, 2006; Hernández y Pastor, 2008b).

Por otra parte en diversos trabajos ha sido reportada la eficiencia de las aguas residuales en disminuir el pH del suelo, lo cual es atribuido en parte a la nitrificación del amonio proveniente del nitrógeno orgánico, la oxidación de los sulfitos y la producción de ácidos orgánicos producto de la mineralización de la materia orgánica, lo que favorece de esta manera la retención de metales pesados por el suelo (Oliveira et al., 2002; Simonete et al., 2003; Bettiol y Fernández, 2004; Zamora et al., 2008).

Para justificar en parte los resultados que hemos obtenido en nuestra investigación nos apoyamos en lo mencionado anteriormente, y sobre todo en la investigación realizada por Ansorena y Marino (1990) quienes establecieron valores de algunos metales pesados para diferentes tipos de fertilización encontrando altas concentraciones de metales pesados en suelos fertilizados con lodos, como se aprecia en la siguiente tabla.

Metal pesado	Lodos	Fertilizantes fosfatados	Fertilizantes nitrogenados	Calizas	Estiércol	Plaguicidas
Cd	2- 1500	0,1-170	0,05 - 8,5	0,04- 0,1	0,3 - 0,8	-
Pb	50- 3000	7- 225	2 - 27	20-1250	6,6 -15	60

Tabla 33. Presencia de metales pesados (ppm) en relación con su medio de fertilización (Ansorena y Marino, 1990).

La tabla 33 muestra comparativamente la presencia de los niveles de metales pesados en relación al tipo de fertilizante. Merecen especial atención los lodos que contienen las más altas concentraciones de Cd (entre 2 y 1500 ppm) y plomo (entre 50 y 3000 ppm), a diferencia de otros fertilizantes utilizados en suelos como el estiércol, que contiene menores concentraciones de arsénico (0,3 a 0,8 ppm) y de plomo (de 6,6 a 15 ppm).

5.5. Metales pesados en diferentes matrices (suelo, pasto, agua, leche de tanque) en hatos lecheros de los municipios de Entrerríos y San Pedro.

Metales y matrices	N	Mínimo	Máximo	Media	Desv. típ.
As leche de tanque	10	,010	,423	,135	,150
As pasto	10	,017	,820	,301	,285
As suelo	10	,12	,99	,508	,240
As agua	10	,013	,230	,111	,075
Pb leche de tanque	10	,000	,118	,019	,036
Pb pasto	10	,003	1,100	,169	,335
Pb suelo	10	,013	1,300	,206	,392
Pb agua	8	,001	,030	,012	,012
Cu leche de tanque	10	,021	,234	,117	,065
Cu pasto	10	,180	1,100	,550	,315
Cu suelo	10	,260	1,200	,790	,287
Cu agua	10	,011	,330	,090	,100
Cd leche de tanque	10	,000	,240	,031	,073
Cd pasto	10	,002	,790	,174	,248
Cd suelo	10	,020	,970	,375	,314
Cd agua	10	,000	,060	,010	,017
Hg leche de tanque	10	,000	,078	,016	,025
Hg pasto	10	,000	,122	,038	,050
Hg suelo	10	,001	,103	,042	,041
Hg agua	9	N.D.	,027	,002	,018

Tabla 34. Resultados descriptivos en la determinación de metales pesados en las matrices suelo, pasto, agua y leche de tanque en hatos lecheros de los municipios de Entrerríos y San Pedro. N= número de muestras; Desv. típ.= desviación típica; N.D.= no detectado

En la tabla 34 se observa que en casi todas las matrices muestreadas se encontraron cantidades detectables de metales pesados.

Los valores medios de metales pesados hallados en leche de tanque fueron los siguientes As: 0,135 ppm; Pb: 0,019 ppm; Cu: 0,117 ppm; Cd: 0,031 ppm y Hg: 0,016 ppm. En pasto obtuvimos los siguientes valores medios: As: 0,301 ppm; Pb: 0,169 ppm; Cu: 0,550 ppm; Cd: 0,174 ppm y Hg: 0,038 ppm, mientras que en suelo encontramos los siguientes valores As: 0,508 ppm; Pb: 0,206 ppm; Cu: 0,790 ppm; Cd: 0,375 ppm y Hg: 0,042 ppm. Por último, en el agua presente en las diferentes explotaciones los valores medios encontrados han sido As: 0,111 ppm; Pb: 0,012 ppm; Cu: 0,090 ppm; Cd: 0,010 ppm y Hg: 0,002 ppm.

Las mayores concentraciones de arsénico fueron medidas en la matriz suelo con un valor de 0,508 ppm, mientras que el menor valor se encontró en agua (0,111 ppm). En todos los casos los valores más elevados se encontraron en el suelo muestreado; así vemos que los valores de arsénico son 4 veces más elevados en el suelo que los obtenidos en la leche de tanque (0,010 ppm), como también sucede en el caso del cobre (0,21 ppm). Mucho mayores son las diferencias en el caso del plomo y del cadmio donde el valor del suelo es muchísimo más alto que en leche de tanque y en agua. Los valores de mercurio son similares en todas las matrices estudiadas, siendo las diferencias mucho menos marcadas que el resto de metales. Por otra parte, es importante señalar que en una de las fincas muestreadas (10%) los valores de Pb en agua estuvieron por debajo del límite de detección, mientras que el Hg no pudo ser detectado en dos de las muestras valoradas.

Teniendo presente que las mayores concentraciones por metales pesados se encuentran en la matriz suelo, algunos investigadores reportan que la contaminación por metales pesados en el suelo puede llegar a persistir cientos e incluso miles de años, aún después de que su incorporación se haya detenido. En el caso de metales como el Cd, Cu y Pb pueden llegar a tener una vida media en el suelo de 15 a 1100, de 310 a 1.500 y de 740 a 5.900 años respectivamente (Alloway et al., 1990) y además sus concentraciones naturales están influenciadas por el tipo de suelo y la movilidad relativa en función de las características fisicoquímicas, el clima y la topografía (Singh et al., 1997; Mapanda et al., 2005; Peris, 2006; Meubles Borges et al., 2008). También es importante considerar que los mayores valores de metales se ven afectados por las necesidades tecnológicas de la agricultura moderna y por los cambios en los patrones en los usos del suelo. Las diferentes prácticas agronómicas se han centrado en el aumento de la productividad, el uso de fertilizantes químicos, orgánicos y el control de plagas y enfermedades, empleando para ello diversos productos fitosanitarios con resultados positivos para el rendimiento de los cultivos. Pero debido a su uso indiscriminado han acelerado la incorporación de diferentes sustancias que contienen metales pesados, los cuales pueden llegar a ser tóxicos para los cultivos, degradando los suelos, disminuyendo la biodiversidad y contaminando los cuerpos de agua (Felipo, 10995, Micó, 2005; Díez et al., 2009).

En cuanto a la contaminación de los suelos por metales, investigadores como Benítez et al. (2000) en Navarra (España), al comparar el efecto de la aplicación de tres tipos de biosólidos: lodos residuales urbanos digeridos, lodos compostados o cenizas de biosólido, sobre las formas totales y asimilables de Cd, Cu, Zn, Pb, Ni, Co y Cr en un suelo degradado, han comprobado que la aplicación de estos biosólidos aumentó los niveles totales y asimilables de Cu, Zn y Pb en el suelo, mientras que por el contrario las concentraciones de Ni, Co y Cr se encontraron escasamente afectadas. De la misma forma varias investigaciones realizadas en diferentes regiones contaminadas del mundo por minería o por el uso de biosólidos han reportado altos valores de Cu, Pb, As, Cd y Hg en los suelos y vegetales, incluyendo los pastos (García, 2004; Peris, 2006; Rodríguez-Fuentes et al., 2008; Zamora et al., 2008; Pastor y Hernández, 2009; Singh et al., 2010; Hernández, 2011).

En este estudio es importante resaltar que las matrices suelo y pasto presentaron valores similares en la concentración media de los metales pesados estudiados, y asimismo se comprueba una leve diferencia de concentración de Pb y de Cd en la leche de tanque y el agua. También, y de acuerdo con lo observado, la concentración de Hg es la menor en todas las matrices estudiadas.

Con respecto a las menores concentraciones encontradas, en esta investigación, para el plomo y el mercurio en las matrices estudiadas, algunos estudios sugieren que estos dos metales son poco móviles y disponibles para ser absorbidos por los seres vivos (Kabata Pendias, 2001; Underwood y Suttle, 2003; Singh et al., 2010). Mientras que por el contrario Kaneko et al. (1997), Galindo (2009) y Singh et al. (2010) encontraron que el Cd es uno de los elementos más tóxicos para los humanos, y también que suele ser uno de los más móviles. Así por ejemplo la secuencia en la concentración de metales encontrada en los suelos hortícolas de Castellón (España) es similar a la encontrada por Andreu y Gimeno (1996) en suelos agrícolas de Valencia, donde la concentración de Cd fue mayor que la de Pb, ésta fue dos veces mayor que la de Zn, esta última fue similar a la de Cu, que a su vez fue el doble de la concentración de Ni, y que es superior a los niveles de Co para suelos cultivados con naranjos u hortalizas. En suelos con plantaciones de naranjos la concentración de Cd fue superior a la de Pb, ésta fue el doble que la del Cu, que a su vez fue mayor que la de Zn, y ésta el doble que la del Co y que a su vez fue superior a la concentración del Ni. Estos autores también analizaron la concentración de estos metales en arrozales en La Albufera (Valencia), donde la de Cu fueron mayor que la del Cd, éstos mayores que los de Pb, éste mostró dos veces mayor concentración que Zn, que a su vez fue superior que la del Ni y éste presentó mayor concentración que Co (Andreu y Gimeno, 1996).

Se sabe que los metales pesados pueden ser absorbidos directamente por las raíces de los cultivos o bien ser lixiviados hasta los acuíferos, causando así la contaminación de las aguas subterráneas, y de esta forma ser tóxicos para las plantas, los animales y los humanos, a través de su incorporación a la cadena alimentaria (Nriagu, 1989; Palacios et al., 2002; Singh et al., 2010).

Por otro lado, cuando se supera la capacidad amortiguadora, por una carga continua de sustancias contaminantes o por cambios en el pH del suelo, los metales pesados pueden liberarse y migrar a las aguas subterráneas o quedar biodisponibles en la solución del suelo para ser absorbidos por las plantas a través de las raíces (Micó, 2005). Adicionalmente el riesgo de movilización de los metales pesados a otros componentes del ecosistema (agua y alimentos) puede ser función de las características específicas de cada suelo, entre los que cabe señalar el contenido y tipo de arcilla, el pH, la materia orgánica, la capacidad de intercambio catiónico y otras propiedades características del tipo de suelo (Felipo, 1995; Mapanda et al., 2005). Además se estima que las concentraciones de metales pesados se pueden modificar e incrementar por diversas prácticas agronómicas, como son la aplicación de fertilizantes minerales, agroquímicos, fertilizantes orgánicos de origen animal o vegetal, enmiendas orgánicas, lodos de plantas de tratamiento de aguas industriales y aguas residuales domésticas utilizadas para riego, y que constituyen las principales fuentes de contaminación de estos metales en el ambiente (Sánchez-Monedero et al., 2004; Rodríguez-Fuentes et al., 2008; Díez et al., 2009; Singh et al., 2010).

Por ello en nuestra investigación se configuran múltiples riesgos de contaminación por metales pesados en las diferentes matrices estudiadas. Ello coincide con lo señalado por otros investigadores, como por ejemplo Ansorena y Marino (1990) en una investigación sobre contaminación de origen minero en Guipuzcoa, España, en la que reportaron la existencia en el suelo de fuentes de contaminación exógenas, más solubles que aquellas procedentes de la minería, industrias, motores de combustión, tráfico automotor, fertilizantes químicos e incineración de basuras, destacando entre esas fuentes exógenas de contaminación a los lodos (biosólidos), los estiércoles y los plaguicidas.

De la misma forma otras investigaciones señalan que la matriz suelo contiene las mayores concentraciones de metales pesados. Así, por ejemplo, en el documento de la USDA (NRC, 2001) menciona cantidades de metales pesados en suelo superiores a las que nosotros hemos encontrado, citando valores de 75 ppm para el As, 85 ppm para el Cd, 4000 ppm para el Cu, 420 ppm en el caso del Pb y 840 ppm para el Hg. Además, la EPA (1993) indica, que, de todos los metales estudiados, el plomo y arsénico son los contaminantes más comunes en el suelo.

En esta misma línea, concentraciones de metales superiores a las que hemos encontrado en nuestro estudio son reportadas por ADAS: Reino Unido (Ansorena y Marino, 1990) y además se mencionan algunos valores de referencia para metales pesados en suelos contaminados por actividades mineras. Así para el Cd se fija una concentración límite de 3 ppm (asumiendo que existe zootoxicidad para ganado en pastoreo con 30 ppm), para el Cu la concentración límite es de 250 ppm (zootoxicidad para ganado en pastoreo con 500 ppm), para el Pb la concentración límite es de 250 ppm (zootoxicidad para ganado en pastoreo con 1000 ppm) y para el As la concentración límite es de 50 ppm (zootoxicidad para ganado en pastoreo con 500 ppm).

Sumado a lo anterior, Calvo de Anta (1987) y Palacios et al. (2002) mencionaron que existen varios factores generadores de acumulación de metales en el suelo, señalando entre ellos la retención en el suelo debido a procesos de disolución y su fijación por mecanismos de absorción, aglomeración y precipitación, además por suelos contaminados por las actividades industriales y antropogénicas. De esta manera los metales pueden ser absorbidos por las plantas, y pasar a la cadena trófica, si bien también pueden pasar a la atmósfera por volatilización y movilizarse a las aguas superficiales o subterráneas.

En este estudio la menor concentración de metales ha sido encontrada en las muestras de leche de tanque, y especialmente en los valores del cobre, lo cual se apoya en el hecho, sugerido por algunos investigadores, quienes mencionan la existencia de variaciones en el contenido de metales por las características propias del individuo como la edad, raza, sexo, estado nutricional y aportes minerales en la dieta (Salamanca et al., 1986; Vanhaecke et al., 1992; Miranda et al., 2000), además de la época del año, del balance energético (Van Ryssen y Bradfield, 1992; López-Alonso et al., 2002), del estado general de salud del animal, y en particular de la ubre, así como el número de lactación y la localización geográfica del hato (Vegarud et al., 2000; García y Dorronsoro, 2001; Cashman, 2002a).

En opinión de Gutiérrez-Chávez (2009) el menor nivel de metales en leche de tanque pudiera deberse al efecto de dilución; así la leche, de cada uno de los animales, al momento de llegar al tanque inicia un proceso de dilución con la leche de todos los animales que componen el hato, afectando de esta manera el valor final del contenido de metales pesados con una franca tendencia hacia la disminución.

En la investigación que hemos realizado se encontraron metales pesados en todas las matrices estudiadas. No obstante, las mayores cantidades de metales pesados se encontraron en la matriz suelo de aquellas fincas abonadas con biosólidos del municipio de Entrerríos, coincidiendo con varios investigadores quienes estudiaron las concentraciones de metales pesados en suelos tratados con lodos o aguas residuales (Peris, 2006; Zamora et al., 2008; Rodríguez-Fuentes et al., 2008; Pastor y Hernández, 2009; Hernández y Pastor, 2008a, 2008b; Singh et al., 2010; Rueda et al., 2011), convirtiéndose así el acto de fertilizar con biosólidos como un factor diferenciador de riesgo real para la contaminación por metales pesados.

Como resumen del trabajo realizado podemos indicar que la concentración de metales pesados en el suelo y pasto más alta fue en Cu seguida de As, Cd y Pb y en menor cantidad en Hg, mientras que en leche de tanque los valores más altos se encontraron en As, seguido de Cu, Cd, Pb y Hg. Para el agua los valores más altos fueron también de As, seguido de Cu, Pb, Cd y asimismo los valores más bajos fueron de Hg.

5.5.1. Contenidos de cobre en las matrices agua, pasto, suelo y leche de tanque.

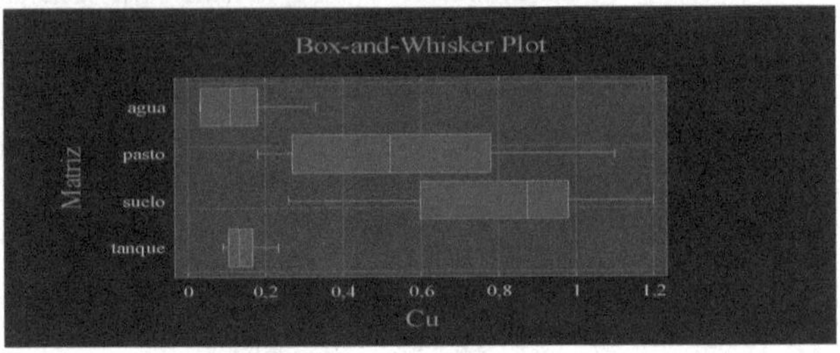

Figura 10. Representación gráfica de los valores de cobre (en ppm) en las diferentes matrices de estudio.

Los valores encontrados se han representado gráficamente mediante cajas de Box-Whisker, en las cuales se indica la tendencia central del contenido metálico que viene representada por la media, mientras que la variabilidad está representada por los valores mínimos y máximos de la variable. Como se aprecia en la figura 10, los mayores niveles de cobre se presentaron en las matrices suelo y pasto y la menor concentración registrada fue para las matrices agua y leche de tanque.

Con respecto a la contaminación por cobre es importante considerar las indicaciones señaladas por Mcintesh y Leej (1982) quienes sugirieron que algunas de las fuentes de contaminación por Cu son tuberías galvanizadas, aguas tanto suaves como blandas, fungicidas, maquinaria y utensilios metálicos de cobre o de sus aleaciones, suplementos minerales en las dietas y el uso de aguas residuales. Por el contrario, los problemas de deficiencias de Cu se pueden presentar cuando los pastos contienen menos de 10 ppm, teniendo en cuenta que las concentraciones normales deben estar entre 100 y 400 ppm. Asimismo, reviste importancia las diferentes interacciones que presenta el cobre con otros metales, entre ellos, el molibdeno, el azufre y el zinc (Underwood, 1983; Puls, 1994; Bustamante et al., 2008). De la misma manera las concentraciones de cobre pueden incrementarse por diferentes causas, entre ellas las deficiencias y deterioro en el equipo de ordeño, desde la recogida de la leche hasta su transformación, o la oxidación de los recipientes utilizados, así como en el proceso de la pasteurización. Los niveles de cobre después de pasteurizar la leche pueden presentar aumentos de hasta 0,55 y 0,63 ppm (Hess et al., 1993). También incrementan los niveles de este metal el uso de desinfectantes, pesticidas y fungicidas que contengan cobre como principio activo (Arnold et al., 2005).

Se conoce que la absorción de Cu por las plantas está condicionada por la presencia de otros metales pesados en el suelo como son el Cd, Co, Cr, Fe, Ni, Pb y Zn, debido a las interacciones que se producen con el Cu. Los diferentes resultados expuestos por Lepp (1981) demuestran que estas interacciones se producen o no en función de la concentración de los elementos presentes en el suelo y de la especie vegetal. Por ello la presencia de algunos metales en los suelos quizá pueda facilitar la transferencia del Cu a los cultivos. El Cu es esencial para las plantas, pero en concentraciones elevadas es tóxico, por lo tant,o añadir Cu en presencia de determinados metales puede provocar un exceso en los cultivos (Peris, 2006).

Comparando los contenidos de cobre en suelos hallados en otras investigaciones vemos que los valores allí presentados están por encima de nuestro valor promedio (0,79 ppm). Así por ejemplo en el Reino Unido ADAJ (1997) reporta concentraciones de cobre mayores a 250 ppm en suelos contaminados por minería, Pastor y Hernández (2009) en plantas vegetales de República Dominicana encontraron niveles entre 165 y 259 ppm, además Chicón (2003) en una investigación sobre aguas residuales en Málaga (España) encontró niveles de hasta 250 ppm. De la misma manera Singh et al. (2010) en la India obtuvieron valores de 21,13 ppm y en algunos vegetales contenidos hasta de 17,95 ppm. Hernández y Pastor (2008a) hallaron valores superiores a los nuestros en 46 especies de pastos sobre suelos de zonas mineras cercanas a Madrid (España) que contenían entre 566 y 1568 ppm de cobre. También Balderas-Plata et al. (2003) reportaron contenidos de Cu en pasto raigrás de hasta 300 ppm. Por el contrario, nuestros valores son superiores a los reportados por Ferreira et al. (2005) en Brasil que hallaron contenidos entre 0,10 y 0,50 ppm.

En la leche de tanque las cantidades de Cu encontradas (0,11 ppm) contrastan con los reportados por Gutiérrez- Chávez (2009), en León (España), donde reportó niveles menores con un valor medio de 0,063 ppm, Santos et al. (2004) en Brasil hallaron valores de 0,01 hasta 0,06 ppm, Puls (1994) reporta valores de 0,05-0,06 ppm y Tripathi et al. (1999) encontraron valores de 0,043 ppm en la India.

Las fincas estudiadas se corresponden con áreas donde el uso agrícola es intensivo y, por tanto, los elevados valores obtenidos parecen ser consecuencia de la realización de prácticas agrícolas intensivas, con gran aplicación de fertilizantes y plaguicidas conteniendo Cu, coincidiendo con lo citado por Arnold y Briggs (1990), Peris (2006), García-Márquez y Córdoba (2010) y Hernández (2011). Además, los altos niveles de Cu hallados en nuestro estudio pueden deberse en parte al posible riesgo en la entrada de este mineral a las fincas, a través de las dietas o sales correctoras para los animales, así como a través de determinados medicamentos bien sean preventivos o curativos (Todd, 1969; Buck, 1973; Underwood y Suttle, 2003; Secretaría de Agricultura de Antioquia, 2011).

5.5.2. Contenidos de mercurio en las matrices agua, pasto, suelo y leche de tanque.

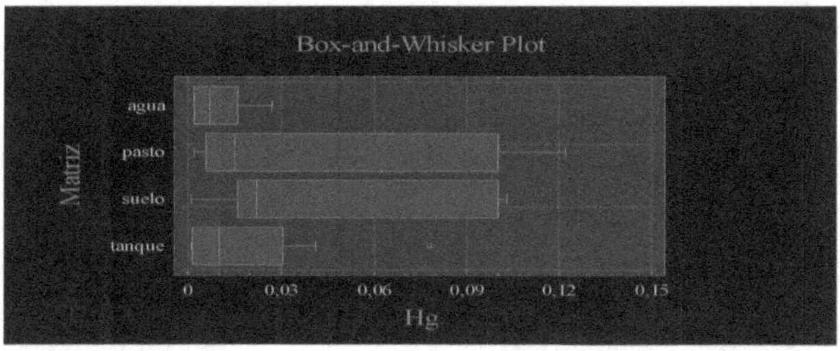

Figura 11. Representación gráfica de los valores de mercurio (en ppm) en las diferentes matrices de estudio.

La figura 11 muestra que el agua y la leche de tanque presentan las menores concentraciones de mercurio, a diferencia de las matrices suelo y pastos que tienen los niveles más altos. Además, se observa que los valores de Hg en las diferentes matrices (agua, suelo, pasto y tanque de la leche) únicamente se detectaron en cantidades importantes en todos los casos en las fincas 1, 3 y 5 (ver figura 15).

En varias fincas las cantidades detectadas de mercurio o son muy bajas o incluso están por debajo del límite de detección. En las fincas 1, 3 y 5 los mayores valores se encuentran en las matrices suelo y pasto, con valores más bajos en la leche de tanque y mucho menor en el agua. Así se ha comprobado que la concentración de Hg en agua no es detectada en 4 de las 10 fincas estudiadas.

Los valores de mercurio registrados en este estudio tanto en suelo como en el pasto presentan gran dispersión, con cifras que oscilan entre 0,00 y 0,122 ppm (en pasto) y 0,001 y 0,103 ppm (en suelo), mientras que en agua las variaciones son mínimas (0,002 y 0,027 ppm).

Es importante señalar que en las contaminaciones por mercurio puede haber varios factores de riesgo, tanto por su origen natural como por circunstancias ambientales. Investigadores como Rivero Martino et al. (2001) y Blüthgen (2000) señalan que los niveles de mercurio asimilado hacia la leche procedente de la dieta son inferiores al 0,1%. Por lo tanto, la contaminación ambiental por Hg proveniente de zonas mineras o por la aplicación de biosólidos podrían elevar sustancialmente los niveles en suelo y pasto.

En esta investigación encontramos que los valores de mercurio obtenidos en el suelo, de 0,425 ppm, fueron mayores a los reportados por Archer y Hodgson (1987) en suelos del Reino Unido, quienes obtuvieron un valor promedio de 0,09 ppm. Sin embargo, difieren con los valores máximos de algunas de las muestras evaluadas, donde estos mismos investigadores obtuvieron un valor máximo de 2,12 ppm.

De la misma manera las concentraciones promedio de Hg en nuestro estudio para la matriz pasto fueron de 0,038 ppm y en la matriz agua de 0,002 ppm, siendo claramente menores a las reportadas por González y Mejía (1995) en un estudio realizado en la sabana de Bogotá, donde encontraron niveles de mercurio en el agua de 0,05 ppm, y en pasto concentraciones de hasta 0,33 ppm. Nuestro valor de Hg en el pasto también fue menor, comparado con el reportado por Chang et al. (1987) quienes mencionan que los pastos contienen niveles bajos, menores a 0,1 ppm.

Para explicar la presencia de contenidos de mercurio en las matrices de nuestro estudio coincidimos con lo citado por Boyd y Martens (1998) indicando que probablemente el uso indiscriminado de fungicidas que contienen mercurio pueda elevar los niveles hasta en 20 ppm MS en los pastos, cereales y otros vegetales provocando toxicidad en las vacas. Otra posible causa que aumenta la contaminación por Hg es el manejo nutricional y productivo tan variado que se realiza en las diferentes fincas ganaderas estudiadas; entre ellas, la utilización indiscriminada de organomercuriales en el tratamiento de enfermedades en algunas de las fincas, en concordancia con lo citado por Simpson et al. (1997), indicando que la administración tópica de medicamentos con Hg para tratar infecciones cutáneas ha ocasionado severas intoxicaciones e incluso la muerte en bovinos. De la misma manera los aditivos en los alimentos para las vacas en producción, además del uso de premezclas minerales en las dietas conteniendo Hg pueden ser asimilados por parte de los animales (Burger y Gochfeld, 1993).

5.5.3. Contenidos de plomo en las matrices agua, pasto, suelo y leche de tanque.

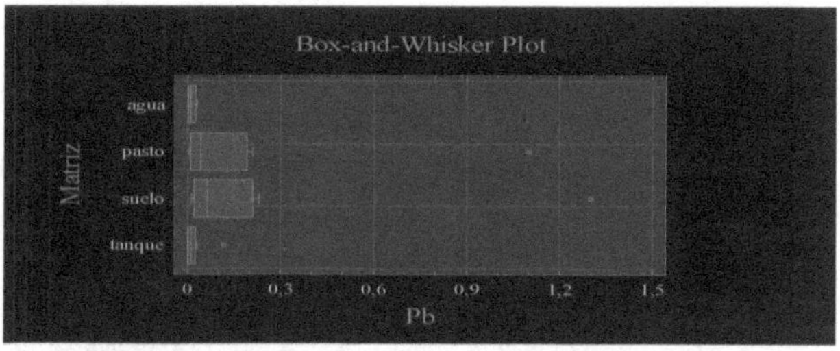

Figura 12. Representación gráfica de los valores de plomo (en ppm) en las diferentes matrices de estudio.

En la figura 12 se observa que los niveles de plomo en nuestro estudio se encontraron en menor cantidad en la leche de tanque y en la matriz agua, siendo las cantidades más altas en suelo y pastos. Además, los niveles de Pb solamente fueron detectados en las fincas 1, 3 y 5, y especialmente en esta última finca donde se hallaron concentraciones de hasta 10 veces superiores a las encontradas en el resto de las explotaciones estudiadas.

Es importante tener en cuenta algunas regulaciones para sustancias indeseables como el plomo en la alimentación animal, como por ejemplo en España el RD 466/2001, transcripción de la directiva 2000/302 EEC del 7 de mayo de 2002, que obliga a conocer su concentración en todas las sustancias primas y aditivos (Mendez Batan, 2002), y que para el caso del plomo regula 5 ppm como valor máximo legal. Dado que no existe legislación para el agua de bebida destinada a los animales se suele tomar como valores de referencia los señalados para el agua potable del consumo humano, que es de 0,01 ppm (OMS, 1998; EPA / USA, 1989).

En nuestro estudio los valores de plomo en la matriz suelo son de 0,20 ppm, lo que coincide con las concentraciones reportadas en México por Méndez (2000) con cifras similares en suelo de 0,21 ppm sujetas al riego en zonas donde se aplican intensivamente productos agroquímicos. Pero otros investigadores han obtenido mayores concentraciones a las nuestras, por ejemplo, Hernández (2005) en suelos de la Sierra de Guadarrama (España) encontró concentraciones hasta de 625 ppm. También Ansorena y Marino (1990) en suelos mineros de Guipuzcoa (España) reportaron concentraciones de Pb entre 1120 y 10700 ppm en suelos contaminados, mientras que en suelos no contaminados encontraron valores entre 52 y 110 ppm, en suelos cercanos a plantas recicladoras de baterías al sur de Madrid-España, Palacios et al. (2002) obtuvieron valores de 127 a 5637 ppm y en los pastos de 113 a 4741 ppm. En Lucknow (India) Singh et al. (1997) hallaron en suelos valores desde 44 hasta 60,65 ppm en la capa superficial dependiendo de la cercanía a tráfico de vehículos y en pastos el valor en las hojas de diferentes plantas fue de 15,55 a 22,34 ppm. De la misma manera González y Mejía (1995) en suelos de la sabana de Bogotá (Colombia) encontraron concentraciones de 3,33 ppm, en suelos regados con biosólidos de 6,90 ppm, mientras que en el agua no pudieron detectar este metal. Asimismo, en el pasto kikuyo (*Pennisetum clandestinum*) reportaron contenidos de 0,123 ppm sin el uso de biosólidos y cantidades entre 0,421 y 0,72 ppm cuando se utilizaron biosólidos como fertilizante. También Farmer y Farmer (2000) en 6 regiones de

Kazakhstan hallaron contenidos de Pb en las pasturas de 5,85 a 2,80 ppm, y en la India Sinhg et al. (2010) obtuvieron contenidos de 21,4 ppm.

Por otra parte, nuestros resultados son menores a los descritos por Pastor y Hernández (2009) en República Dominicana, quienes encontraron contenidos de Pb entre 13,5 y 36,5 ppm. También Zamora et al. (2008) obtuvieron en pastizales de Venezuela, regados permanentemente con aguas residuales, concentraciones de 23,30 ppm.

Por el contrario, nuestros valores son mayores a los reportados por Baranowska et al. (2005) en la investigación sobre la distribución de pesticidas y metales pesados en la cadena trófica, donde obtuvieron cantidades de 0,57 ppb en el suelo y de 0,16 ppb en el pasto. De la misma manera Gutiérrez-Chávez (2009) en leche de tanque encontró concentraciones de tan sólo 4,3 ppb.

En nuestra investigación es posible que las altas concentraciones de plomo encontradas en las diferentes matrices estén relacionadas con la utilización de implementos, utensilios y construcciones metálicas viejas y en mal estado conteniendo Pb, además del uso de pinturas en las construcciones, tuberías de los corrales y esmaltado de los diferentes recipientes. Otra posible explicación vendría dada por las diversas prácticas nutricionales y las contaminaciones ambientales del lugar que serían capaces de aportar plomo a la cadena trófica de los animales (Singh et al., 1997; Palacio et al., 2002; Sola- Larrañaga et al., 2009). Sin embargo, pensamos que el mayor aporte de plomo podría estar relacionado con el uso indiscriminado de altas cantidades de biosólidos como fertilizante en las fincas evaluadas, que pueden estar agravando el problema de contaminación por plomo.

5.5.4. Contenidos de cadmio en las matrices agua, pasto, suelo y leche de tanque.

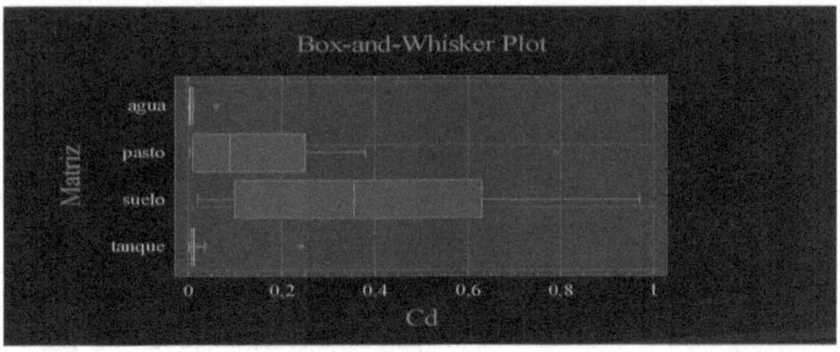

Figura 13. Representación gráfica de los valores de cadmio (en ppm) en las diferentes matrices de estudio.

La figura 13 indica que las matrices suelo y pasto presentaron los mayores contenidos de cadmio en comparación con las matrices agua y la leche de tanque. De forma similar a los anteriores metales estudiados, las concentraciones más altas se obtuvieron en las fincas 1 a 5, con los valores más elevados en el suelo y posteriormente en el pasto. Así se observa que los mayores contenidos de cadmio estuvieron en la matriz suelo, con un valor promedio de 0,375 ppm y mientras que el menor valor estuvo en la matriz agua con contenidos entre 0 y 0,06 ppm (ver figuras 13 y 15).

Es primordial tener en cuenta que en la contaminación por metales se menciona al Cd con un potencial peligro de difundirse en el ambiente, dado que los forrajes y alimentos que consumen los animales contienen niveles hasta de 0,5 ppm (NRC, 1980). De la misma forma la EPA (1992) establece que en suelos contaminados los niveles pueden alcanzar concentraciones entre 3 y 10 ppm.

Al comparar los resultados obtenidos en esta investigación con otros estudios encontramos valores superiores a los nuestros; por ejemplo, en el estado de

Falcon-Coro, en Venezuela, Zamora et al. (2008) obtuvieron concentraciones de Cd de 2,30 ppm en pastizales con riego permanente con aguas residuales; de la misma forma Singh et al. (2010) lograron valores máximos de 57 ppm en diferentes vegetales. En España Hernández y Pastor (2008a) reportaron niveles de 21 a 25 ppm en plantas forrajeras, en República Dominicana Pastor y Hernández (2009) en pastos hallaron valores entre 8,4 y 42,6 ppm y en España Castro y Monroy (2002) estimaron altos contenidos en vegetales y pescados, así en vegetales las concentraciones estuvieron entre 0,1 y 1 ppm (en MS). Por el contrario, Laredo y Cuesta (1987) hallaron niveles similares a los de éste estudio que oscilaron desde 0,01 hasta 0,84 ppm en varias especies forrajeras de diferentes regiones de Colombia. Por otra parte, Burgos et al. (2008), en suelos de una zona minera cerca de Madrid (España), obtuvieron 211 ppm. Kabala y Singh (2001), en Polonia, en la fracción superficial del suelo encontraron contenidos de 1,5 hasta 15,10 ppm. También Archer y Hodgson (1987) hallaron valores promedio de Cd de 0,5 ppm en suelos de Inglaterra y Gales, que fueron similares a los encontrados en suelos de Nueva Zelanda por Bradley (1993).

En oposición concentraciones menores a las nuestras en la matriz agua fueron reportadas por Brack y Mandiola (2000) quienes obtuvieron valores por debajo de 0,01 ppm. Asimismo, Baranowska et al. (2005) en una investigación sobre distribución de pesticidas y metales pesados en la cadena trófica encontraron valores de 0,13 hasta 5,89 ppb en el suelo y de 0,114 hasta 0,697 ppb en el pasto. En seis regiones de Kazakhstan Farmer y Farmer (2000) obtuvieron valores de 0,72 a 0,10 ppm y en León (España) Gutierréz- Chávez (2009) reportó en leche de tanque valores de 2,84 ppb.

En el presente estudio los altos niveles de Cd en las matrices estudiadas pueden haber tenido su origen en los diversos manejos técnicos-productivos que se realizan en las fincas ganaderas y en gran medida en el uso de fertilizantes. En especial debemos tener en cuenta a la fertilización con biosólidos lo que concuerda con varios investigadores como Kostial et al. (1978), Peris (2006) y Zamora et al. (2008), permitiendo así un efecto sumatorio y acumulativo (Bradley, 1993; Jeng et al., 1994; Oliver, 1997; Gupta y Gupta, 1998); además debemos tener en cuenta la frecuencia y el tiempo prolongado de utilización de los biosólidos en las fincas durante muchos años.

5.5.5. Contenidos de arsénico en las matrices agua, pasto, suelo y leche de tanque.

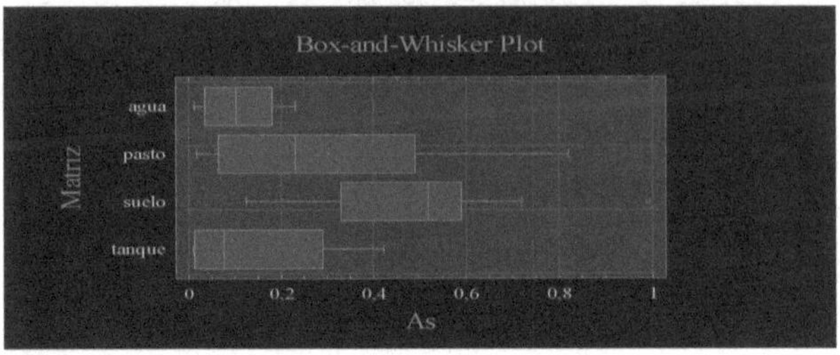

Figura 14. Representación gráfica de los valores de arsénico (en ppm) en las diferentes matrices de estudio.

De acuerdo con la figura 14 se aprecia que en nuestro estudio hemos encontrado altas concentraciones de As en las matrices suelo y pasto, así como cantidades importantes en la leche de tanque. En la tabla 35 se establece que los mayores contenidos de arsénico estuvieron en la matriz suelo con promedio de 0,508 ppm y el menor valor estuvo en la matriz agua con un contenido medio de 0,111 ppm.

Es importante considerar las concentraciones por arsénico en las diferentes matrices, ya que es uno de los metales pesados más abundante en la corteza terrestre, pudiendo estar sus valores entre 1,5 y 2 ppm (Underwood y Suttle, 1983). También está presente en el agua, pero sus concentraciones en el suelo pueden estar por encima de estos valores, debido al uso de pesticidas arsenicales, fundiciones, preservativo para maderas, minería, carbón para uso industrial, además de la erosión causada por el uso intensivo de la tierra, entre otros (Anke et al., 1985; ATSDR, 1999; Miranda et al., 2000). También según Ammerman (1970) las plantas absorben poco As y suelen contener menos de 0,5 ppm, aunque estos valores pueden aumentar mediante la contaminación del suelo con el uso de pesticidas y otros suplementos que contengan arsénico.

Comparando los valores de arsénico obtenidos en este estudio se aprecia que concentraciones más altas han sido reportadas por varios investigadores como González y Mejía (1995) en la sabana de Bogotá, donde hallaron en el pasto concentraciones de 0,280 y 0,330 ppm, en el agua de 0,038 ppm y en el suelo concentraciones superiores a 2 ppm. Asimismo, Archer y Hodgson (1987), en suelos agrícolas de Inglaterra y Gales, reportaron concentraciones promedio de 10,4 ppm hasta contenidos de 140 ppm en áreas mineras. Sin embargo, en un estudio realizado en el sudoeste de Inglaterra se obtuvieron valores tan elevados como 727 ppm (Thornton, 1996). Además, Burgos et al. (2008) en parcelas cerca a las minas de Aznalcóllar (España) hallaron en suelos superficiales cifras de arsénico de 4,44 ppm. La EPA (1992) en suelos contaminados reporta cantidades entre 100 y 1000 ppm. De la misma forma Cabrera et al. (2008) en suelos contaminados en España hallaron valores de 121 ppm.

También Pastor y Hernández (2009) obtuvieron, con 33 muestras de pastos en suelos contaminados por minería cerca de Madrid, valores entre 201 y 1543 ppm. Peña et al. (2001) reportaron concentraciones de As en plantas vegetales menores a 1,5 ppm, mientras que Galindo (2009) encontró, en agua y sedimentos del río Huelva, valores de As dieciséis veces mayores a los fijados por la normativa europea (Vicente Martorell, 2009).

Concentraciones menores a las encontradas en nuestro trabajo en la leche de tanque fueron reportadas por varios investigadores, entre ellos Gutierréz-Chávez (2009) quien obtuvo valores que oscilaron desde no detectables hasta 0,0320 ppm. De la misma forma Ayar et al. (2009) en Turquía encontró valores de 0,08 ppm. En Italia Abballe et al. (2008) hallaron concentraciones de 0,050 ppm. En Francia Leblanc et al. (1999) registraron cantidades medias de 0,030 ppm y mientras que Puls (1994) encontró valores desde 0,001 hasta 0,170 ppm.

Las concentraciones elevadas de arsénico presentes en las diferentes matrices valoradas en este trabajo pueden obedecer al manejo de la alimentación con uso indiscriminado de suplementos para mejorar el crecimiento de cerdos en algunas fincas, que simultáneamente, producen bovinos y cerdos. También, se usan premezclas de minerales de acuerdo con lo citado por El-Bahri y Ben Romdane (1991), así como también la utilización de organoarsenicales para tratamientos de diversas infecciones en los animales coincidiendo con lo mencionado por Arnold et al. (2005). Destacan en esta contaminación por As las matrices suelo y pasto, debido al uso de pesticidas y fungicidas (Tiller, 1989), además de la utilización frecuente y de altas cantidades de biosólidos en el suelo y los pastos principalmente en las fincas localizadas en el municipio de Entrerríos, y que coincide con lo citado por Webber (1981), Ross (1994a), Adriano (2001) y Nicholson et al. (2003).

5.6. Correlaciones entre los metales y las matrices estudiadas.

Inicialmente se realizó una aproximación de estas correlaciones utilizando diagramación, para ello se recurrió al uso de vectores mediante el programa Mcb Lab. A continuación, en la figura 15 se presentan las tendencias en las relaciones entre las diferentes matrices estudiadas en las fincas productoras de leche de los municipios de Entrerríos y San Pedro.

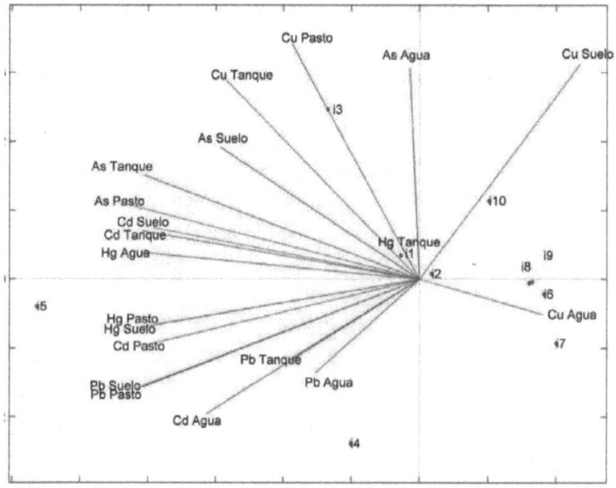

Figura 15. Tendencias de relación por vectores entre las matrices suelo, leche de tanque, pasto y agua en las fincas productoras de leche de los municipios de Entrerríos y San Pedro.

En la figura 15 observamos que las relaciones más estrechas entre las matrices se presentaron entre el Pb del suelo y pasto, Hg en suelo y pasto, Cd en suelo y leche de tanque. Estas relaciones fuertes o estrechas entre estas matrices y los metales pueden indicar una posible traslocación de estos metales del suelo hacia el pasto, evidenciando de alguna manera la asimilación de metales en una parte de la cadena trófica, con mayor fuerza a nivel de los componentes (suelo-pasto) y posteriormente afectando la leche que producen los bovinos que pastan en estos suelos. Lo señalado anteriormente reafirma lo citado por Tiller (1989), Hamilton (1995), Galindo (2009) y Singh et al. (2010), en especial para los metales Cd y Pb en matrices como suelo y pastos y su capacidad de movilidad o traslocación.

Una relación de término medio se presentó entre el As en pasto y la leche de tanque, el Pb en el agua y en la leche de tanque, el Cu del pasto y de la leche de tanque. Por el contrario, una menor relación se registró entre las matrices Cd del agua y del pasto, entre el Pb en agua y la leche de tanque, el As en agua y en la leche de tanque y entre el Cu en pasto y en la leche de tanque.

De la misma manera se ilustra que las fincas, en este orden 7, 6, 8, 9 y 10 (fincas del municipio de San Pedro) presentaron los menores valores de metales pesados en las diferentes matrices estudiadas. A diferencia de las fincas del 1 al 5 del municipio de Entrerrios que son las que reportan los mayores valores de metales pesados en todas las matrices estudiadas.

En resumen, las altas relaciones entre las matrices y las fincas de los municipios estudiados en esta investigación, posiblemente, se deberán explicar por las diversas prácticas de manejo de las fincas estudiadas en cuanto a la alimentación de los bovinos, sanidad, control de malezas y fertilización utilizando para estas labores diversos productos que puedan contener metales pesados. Además, el uso de pinturas en las construcciones, maderas inmunizadas, utensilios, herramientas en mal estado y con sustancias que también puedan contener metales pesados (As, Pb y Hg, entre otros), pudieron colaborar a incrementar los metales pesados en estas matrices.

Aunque en esta investigación no fue objeto de estudio las condiciones físico-químicas y microbiológicas del suelo, es preciso considerar en los suelos su estructura que puede favorecer la absorción de los metales, el pH ácido que facilita la movilización de los metales, el alto contenido de materia orgánica proveniente de fertilización orgánica y química que incrementa la capacidad de intercambio catiónico, y con ello favorecer aumentos en la retención, evitando la lixiviación de los metales y facilitando la traslocación especialmente entre las matrices suelo, pasto y los bovinos consumidores de estas pasturas (Nriagu, 1989; Felipo, 1995; Pavlovic et al., 2004; Peris, 2006; Galindo, 2009; Singh et al., 2010).

Con el fin de determinar las tendencias de relación en las concentraciones de metales pesados en las diferentes matrices de nuestro estudio, se realizaron correlaciones de Spearman con nivel de significación $p<0,01$ entre los metales pesados en la leche individual y todas las matrices de estudio. Del mismo modo se realizaron correlaciones entre leche individual, las fincas y los municipios estudiados San Pedro y Entrerríos.

En la tabla 35 se indica que las correlaciones, con nivel de significancia del 99%, entre los metales pesados con las diferentes matrices de nuestro estudio y las fincas y municipios (todas contra todas) fueron altas para As en leche individual con As en la leche de tanque (r= 0,913), y con As en pasto y suelo (r= 0,794). De la misma forma el Cu en leche individual se correlacionó con Cu en la leche de tanque (r= 0,798).

Por otra parte, se presentó una correlación alta entre las fincas con las matrices de estudio y con el municipio (r= 0,870).

Y, por el contrario, para los metales cadmio, mercurio y plomo en leche individual no se presentaron correlaciones con las demás matrices estudiadas, ni con fincas, ni con municipios.

A continuación, en la tabla 35 se presenta el resumen de estos resultados:

Correlaciones de As en la leche individual con las otras matrices estudiadas	*As leche de tanque (r= 0,913)* *As pasto (r= 0,794)* *As suelo (r= 0,794)*
Correlaciones de Cu en la leche individual con las otras matrices estudiadas	*Cu leche de tanque (r= 0,798)*
Correlaciones de Cd en la leche individual con las otras matrices estudiadas	*No hubo*
Correlaciones de Pb en la leche individual con las otras matrices estudiadas	*No hubo*
Correlaciones de Hg en la leche individual con las otras matrices estudiadas	*No hubo*
Correlaciones de los metales en leche individual con las fincas estudiadas y los municipios	*Municipio (r= 0,870)*

Tabla 35. Correlaciones ($p<0,01$) entre los contenidos de metales en leche individual con las matrices leche de tanque, suelo, pasto, agua, con las fincas y con los municipios de estudio.

Las correlaciones significativas entre As de la leche individual con la leche de tanque (r=0,913), entre el Cu de la leche individual y el Cu de la leche de tanque (r= 0,798) permiten inferir que probablemente existe una relación de traslocación entre los niveles de As y Cu hallados en leche individual y de tanque con las concentraciones encontradas en el suelo y en el pasto. Todo ello pantea una posible saturación y contaminación con arsénico y cobre a través de la cadena trófica, desde la incorporación al suelo de estos metales hasta la leche de tanque. De esta manera se confirma el planteamiento de varios investigadores, quienes mencionan que la determinación de residuos de metales pesados en leche podría ser un importante indicador directo del estado higiénico de la leche y un indicador indirecto del nivel de contaminación del área en la cual la leche fue producida (Simsek et al., 2000; Serdaru et al., 2001; Licata et al., 2004; Pavlovic et al., 2004; Ghindini et al., 2005; Gonzalez-Montaña, 2009).

De igual manera es importante resaltar la correlación significativa (r= 0,870) que se obtuvo entre los metales de las matrices en las fincas estudiadas y con el municipio; mediante esta prueba estadística se puede deducir que se presentó una importante diferencia en la presencia de los metales pesados estudiados teniendo en cuenta el municipio de procedencia. Por tanto, se constató que las fincas del municipio de Entrerríos presentaron las mayores concentraciones de todos los metales pesados a diferencia del municipio de San Pedro, donde las fincas de este municipio mostraron las concentraciones menores, e incluso en algunas de estas fincas no se detectaron algunos metales pesados en las matrices estudiadas. Ello deja claro que la utilización de biosólidos como fertilizantes en los suelos y pastos donde pastorean las vacas de producción de las fincas de Entrerríos pueda ser un foco fundamental para la contaminación por metales pesados.

Al estudiar las correlaciones que no tuvieron significación estadística, es decir Cd, Hg y Pb en leche individual con otras matrices, con las fincas y con los municipios, se puede teorizar que las causas o posibles fuentes de contaminación sean independientes con la de otros metales del estudio, tales como cobre y arsénico.

Nuestra investigación coincide con otros estudios que reportan la influencia del riego con aguas residuales en suelo y plantas, donde está demostrado el aumento en los niveles de metales pesados (Kabata-Pendias, 2001; Felipo, 1995; Chaney et al., 1998; Benítez, 2009; Zamora et al., 2008; Galindo 2009; Singh et al., 2010; Hernández, 2011). Siguiendo esta línea Cabrera et al. (2008), en suelos tratados con biosólidos, reportaron correlaciones entre Cd-Pb de r=0,717, entre As-Cd de r= 0,929 y entre Cd-Pb de r= 0,85 ($p<0,05$).

En resumen los valores encontrados de metales pesados en las diferentes matrices y sus respectivas correlaciones de éste estudio pudieran explicarse por el tiempo prolongado de riego con aguas residuales (biosólidos) en suelos y pastos, sumado al efecto potencializado del uso indiscriminado de fertilizantes y otras prácticas productivas en las fincas que posiblemente han alterado la materia orgánica, el pH y otras propiedades de los suelos y pastos donde pastorean la mayoría de las vacas de producción. También es de suma importancia tener en cuenta el factor humano con los diferentes manejos técnicos, que permiten aumentar el riesgo de introducir múltiples sustancias xenobióticas en sus procesos productivos, que al final pueden desencadenar la alteración de la cadena trófica afectando la homeostasis y bienestar del suelo, plantas, animales e incluso a los humanos.

6. CONCLUSIONES

6. CONCLUSIONES

1. La determinación de metales pesados (arsénico, cadmio, plomo, cobre y mercurio) en leche fresca de bovinos, en leche de tanque, en agua, en suelo y en pasto de 10 fincas lecheras de los municipios de San Pedro y Entrerríos, departamento de Antioquia (Colombia) mediante espectroscopia de absorción atómica, ha permitido comprobar la presencia de todos los metales estudiados en las fincas muestreadas del municipio de Entrerríos, mientras que sólo se detectaron arsénico y cobre en algunas fincas del municipio de San Pedro.

2. Los contenidos medios de metales pesados en la leche fresca individual en el municipio de Entrerríos fueron As: 0,523 ppm, Pb: 0,150 ppm, Cu 0,187 ppm, Cd: 0,210 ppm y Hg: 0,121 ppm. Las cantidades medias detectadas en el municipio de San Pedro fueron As: 0,33 ppm y Cu: 0,153 ppm.

3. En leche de tanque los valores medios encontrados fueron los siguientes: As: 0,135 ppm, Pb: 0,019 ppm, Cu: 0,117 ppm, Cd: 0,031 ppm y Hg: 0,016 ppm. En pasto se obtuvieron los siguientes valores medios: As: 0,301 ppm, Pb: 0,169 ppm, Cu: 0,550 ppm, Cd: 0,174 ppm y Hg: 0,038 ppm, mientras que en suelo encontramos los siguientes valores As: 0,508 ppm, Pb: 0,206 ppm, Cu: 0,790 ppm, Cd: 0,375 ppm y Hg: 0,042 ppm. Por último, en el agua presente en las diferentes explotaciones, los valores medios encontrados han sido As: 0,111 ppm, Pb: 0,012 ppm, Cu: 0,090 ppm, Cd: 0,010 ppm y Hg: 0,002 ppm.

4. No se han podido constatar diferencias significativas en ninguno de los metales pesados estudiados entre las dos épocas muestreadas, siendo los valores de los diferentes metales y en las diferentes matrices prácticamente iguales en verano y en invierno.

5. Al estudiar las correlaciones entre los diferentes metales, las diferentes matrices estudiadas y los municipios de origen se ha podido comprobar que

las matrices fuertemente correlacionadas en éste estudio fueron el As y el Cu entre la leche individual con leche de tanque (r= 0,97, p<0,01), entre el contenido de metales pesados en las diferentes matrices con el municipio de origen (r= 0,87, p<0,01) y entre el As de suelo y del pasto (r= 0,794, p<0,01).

6. Al considerar los niveles en metales pesados, y especialmente arsénico y cobre, recomendados por diferentes organismos internacionales responsables de la salud pública han permitido afirmar que en varias fincas del municipio de Entrerríos se han detectado cantidades problemáticas en estos metales. Todas las fincas en las que se han detectados cantidades más elevadas habían sido fertilizadas durante los últimos años y de forma continuada con aguas residuales (biosólidos), lo que podría explicar la acumulación de elevadas concentraciones de estos metales, capaces de generar riesgos por traslocación para la cadena alimenticia afectando la salud animal y por tanto a la salud humana.

7. Sería recomendable, por tanto, realizar un control exhaustivo y urgente de los metales pesados en las fincas del municipio de Entrerríos abonadas con biosólidos, para su remediación y sobre todo para minimizar, cuanto antes, su impacto en la cadena trófica. Por ello sería especialmente aconsejable cuantificar las concentraciones de As y Cu presentes en las matrices suelo y pasto.

7. RESUMEN

7. RESUMEN

Se determinó la presencia de metales pesados (arsénico, cadmio, plomo, cobre y mercurio) en leche fresca y en otras matrices (leche de tanque, agua, suelo y pastos) procedentes de animales y fincas situadas en los municipios de San Pedro y Entrerríos, departamento de Antioquia (Colombia). Se analizaron 140 muestras durante dos estaciones (febrero-marzo de 2010 (periodo de verano) y diciembre del 2010 (periodo de invierno).

Los análisis fueron realizados en el Laboratorio de Gestión e Investigación Ambiental (GAIA) de la Universidad de Antioquia, por medio de espectroscopia de absorción atómica, siguiendo la metodología EPA, 2001. El límite de detección varió para cada elemento siendo del orden de 0,1 ppb para el Pb, Cd y Hg y de 0,01 ppm para el As y 0,03 ppm para el Cu. Se usaron curvas de calibración con estándares multi-elemento, con concentraciones conocidas de 0.01, 0.1 y 0.2 ppb para los diferentes metales; los niveles de recuperación estuvieron entre el 88,9 % y el 99,0 %.

Para el estudio estadístico se utilizó el paquete estadístico Statistics 18, mediante un diseño de bloques al azar con diez tratamientos (fincas) y se realizaron estadísticas descriptivas y correlaciones de Spearman, con nivel de significación $p<0,05$, para encontrar las respectivas relaciones y correlaciones entre los metales evaluados, las fincas y las matrices agua, suelo, pastos, leche individual y leche de tanque.

Los valores medios de metales pesados encontrados en la leche fresca de las fincas situadas en el municipio de Entrerríos fueron As: 0,523, Pb: 0,150, Cu: 0,187: Cd 0,210 y Hg: 0,121 ppm, mientras que el municipio de San Pedro sólo se detectaron As: 0,33 ppm y Cu: 0,153 ppm.

Con respecto a la determinación de los metales pesados en las diferentes matrices estudiadas (suelo, pasto, agua y leche de tanque) se comprobó que todas las matrices presentaron cantidades detectables de metales pesados.

Las concentraciones más elevadas se encontraron en la matriz suelo y las menores en la matriz agua. Los valores encontrados en leche de tanque fueron As: 0,135 ppm, Pb: 0,019 ppm, Cu: 0,117 ppm, Cd: 0,031 ppm y Hg: 0,016 ppm; en pasto: As: 0,301 ppm; Pb: 0,169 ppm; Cu: 0,550 ppm; Cd: 0,174 ppm y Hg: 0,038 ppm; en suelo: As: 0,508 ppm; Pb: 0,206 ppm; Cu: 0,790 ppm; Cd: 0,375 ppm y Hg: 0,042 ppm y en el agua los valores medios encontrados han sido As: 0,111 ppm; Pb: 0,012 ppm, Cu: 0,090 ppm, Cd: 0,010 ppm y Hg: 0,002 ppm.

No hemos podido constatar una variación significativa en la concentración de los metales pesados estudiados en función de la estación del año: verano e invierno.

Al estudiar las relaciones entre las diferentes matrices hemos comprobado una fuerte correlación entre As y Cu de la leche individual con la leche de tanque ($r= 0,97$, $p<0,01$), entre el contenido de metales pesados en las diferentes matrices con el municipio de origen de las muestras ($r= 0,87$, $p<0,01$) y entre el As del suelo y del pasto ($r= 0,794$, $p<0,01$).

De acuerdo con los resultados obtenidos podemos afirmar que los metales pesados más peligrosos, al tener en cuenta sus concentraciones y por afectar a la cadena trófica e incluso la salud pública, fueron el arsénico y en menor medida el cobre. Y ello se hace más evidente en las fincas bajo riego contínuo y fertilizadas durante varios años con biosólidos provenientes de aguas residuales, lo que podría generar riesgos por traslocación para la cadena alimenticia y afectar a la salud animal, e incluso humana, por contaminación con metales pesados.

8. SUMMARY

7. SUMMARY

We determined the presence of heavy metals (arsenic, cadmium, lead, copper and mercury) in fresh milk and other matrix (milk tank, water, soil and grass) from animals and farms in the towns of San Pedro and Entrerríos, department of Antioquia (Colombia). 140 samples were analyzed for two seasons from February to March 2010 (summer season) and from December 2010 (winter period).

Analyses were performed at the Laboratory of Environmental Management and Research (GAIA), University of Antioquia, by atomic absorption spectroscopy, following the methodology EPA, 2001. The detection limit for each element being varied in the range 0.1 ppb Pb, Cd and Hg and 0.01 ppm to 0.03 ppm As and Cu. Calibration curves were used with multi-element standards with known concentrations of 0.01, 0.1 and 0.2 ppb for several metals; recovery levels were between 88.9% and 99.0%.

For the statistical analysis, we used the statistical package Statistics 18, using a randomized block design with ten treatments (farms) and descriptive statistics were performed and Spearman correlations, with significance level $p < 0.05$, to find the respective relations and correlations among the metals evaluated parent farms and water, soil, grass, individual milk and bulk tank milk.

The mean values of heavy metals found in fresh milk from farms in the township were Entrerríos As: 0.523, Pb: 0.150, Cu: 0.187: 0.210 Cd and Hg: 0.121 ppm, while the town of San Pedro only As detected 0.33 ppm and Cu: 0.153 ppm.

With respect to the determination of heavy metals in different matrices tested (soil, pasture, water and milk tank) found that all matrices showed detectable quantities of heavy metals.

The highest concentrations were found in the soil matrix and the matrix under water. The values found in bulk tank milk were As: 0.135 ppm, Pb: 0.019 ppm, Cu: 0.117 ppm, Cd: 0.031 ppm and Hg: 0.016 ppm in grass: As: 0.301 ppm, Pb: 0.169 ppm, Cu: 0.550 ppm , Cd: Hg 0.174 ppm and 0.038 ppm in soil: As: 0.508 ppm, Pb: 0.206 ppm, Cu: 0.790 ppm Cd: 0.375 ppm and Hg: 0.042 ppm in water mean values found were As: 0.111 ppm, Pb: 0.012 ppm Cu: 0.090 ppm, Cd: 0.010 ppm and Hg: 0,002 ppm.

We could not find a significant variation in the concentration of heavy metals studied depending on the season: summer and winter.

By studying the relationship between the different matrices, we found a strong correlation between Cu and individual milk bulk tank milk ($r = 0.97$, $p < 0.01$), between the content of heavy metals in different matrices with the municipality of origin of the samples ($r = 0.87$, $p < 0.01$) and between the As soil and grass ($r = 0.794$, $p < 0,01$).

According to the results we can say that the most dangerous heavy metals, taking into account their concentrations and affect the food chain were lesser extent arsenic and copper. And this is most evident in continuous irrigated farms and fertilized for several years with biosolids from wastewater, which could create risks for translocation to the food chain and affect animal health, and even human, for metal contamination heavy.

9. AGRADECIMIENTOS

Agradezco el apoyo permanente a este trabajo por parte de mi esposa e hijos por su comprensión.

A mis hermanos que además me alentaron constantemente durante el desarrollo del mismo.

A mi apreciado profesor y amigo José Ramiro González Montaña por su orientación y sabio consejo.

A los ganaderos y propietarios de las fincas ganaderas de Entrerríos y San Pedro (Antioquia) por permitirme realizar el presente estudio.

A la colega y estimada amiga Luz Marina Vera por su apoyo y colaboración con la toma de muestras y todo el interés para presentar los resultados a la comunidad.

Al profesor Jaime Palacio investigador y director del grupo de investigación GAIA de la Universidad de Antioquia por su enorme bondad de ayudarme en su laboratorio para el procesamiento de las muestras.

A los profesores estadísticos por su colaboración Carlos Ordoñez, del Politécnico Colombiano Jaime Isaza Cadavid, Hugo Grisales de la Escuela Nacional de Salud Pública de la Universidad de Antioquia, al profesor Guillermo Londoño de la Universidad Nacional de Colombia, al profesor Felipe Prieto Montaña de la Universidad de León, así como a los compañeros Jhon Jairo Bustamante de la Universidad de Pamplona, al profesor Hemerson Moncada por su apoyo y a todas aquellas personas que me han alentado con sus palabras y consejo.

Mil gracias, que el Señor los bendiga.

10. BIBLIOGRAFIA

10. BIBLIOGRAFIA

AAFCO, 1996. Association of American Feed Control Officials. Official Publication. Atlanta, USA.

Abballe, A; Ballard, T J; Dellatte, E; Domenico, A D; Ferri, F; Fulgenzi, A R; Grisantia, G; Lacovellaa, N; Ingelido, A M; Malisch, R; Miniero, R; Porpora, M G; Risica, S; Ziemackia, G, de Felip, E. 2008. Persistent environmental contaminants in human milk: Concentrations and time trends in Italy. *Chemosphere*, *73*(1, suplement), 220-227.

Adriano, D C. 2001. Trace elements in terrestrial environments: biogeochemistry, bioavailability, and risks of metals, 2nd ed. Aitken: Springer. 851 pp.

Aguado Alonso, J. 2008. Los metales pesados en las aguas residuales. El agua. Weblog (http://www.madrimasd.org/blogs/remtavares).

Alais, C. 2003. Ciencia de la leche: principios de técnica lechera. 2ª ed. Barcelona, Reverté.

Al-Awadi, F M; Srikumar, T S. 2000. Trace-element status in milk and plasma of Kuwaiti and non-Kuwaiti lactating mothers. *Nutrition*, *16*(11), 1069-1073.

Alcaldias de Entrerríos y San Pedro, 2009. http://www.entrerrios-antioquia.gov.co/mapa.shtml?apc=M-xx-1-&x=2055009. http://www.sanpedrodelovago.info.ni/ (acceso, 2009).

Alcocer Vidal, V M; Castellanos Ruelas, A F; Herrera Chalé, F; Chel Guerrero, L A; Betancur Ancona, D A. 2007. Detección de metales pesados y dicloro difenil tricloro etano (DDT) en músculos y órganos de bovinos en Yucatán. *Revista Mexicana de Ciencias Pecuarias*, *45*(2), 237-247.

Alliende, E. 2006. El peso de los lodos. Disponible en: http://www.induambiente.cl/elpeso. html. Consultado: diciembre de 2009.

Alloway, B J; Jackson, A P. 1991. The behaviour of heavy metals in sewage sludge-amended soils. *Science of the Total Environment*, *100*, 151-176.

Alloway, B J; Jackson, A P; Morgan, H.1990. The accumulation of cadmium by vegetables grown on soils contaminated from a variety of sources. *Science of the total environment*, *91*, 223-236.

Ammerman, C B. 1970. Recent developments in cobalt and copper in ruminant nutrition: A review. *Journal of Dairy Science*, *53*(8), 1097-1107.

Anastasio, A; Caggiano, R; Macchiato, M; Paolo, C; Ragosta, M; Paino, S; Cortesi, M L. 2006. Heavy metal concentrations in dairy products from sheep milk collected in two regions of southern Italy. *Acta Veterinaria Scandinavica*, *47*(1), 69-74.

Anderson, R R. 1992. Comparison of trace elements in milk of four species. *Journal of Dairy Science*, *75*(11), 3050-3055.

Andreoli, C; Pegorini, E S; Bettiol, W; Camargo, O A. 2000. Gestão pública do uso agrícola do lodo de esgoto. *Impacto ambiental do uso agrícola do lodo de esgoto. Jaguariúna, EMBRAPA Meio Ambiente*, 281-312.

Andreu, V; Gimeno-García, E. 1996. Total content and extractable fraction of cadmium, cobalt, copper, nickel, lead, and zinc in calcareous orchard soils. *Communications in Soil Science & Plant Analysis*, *27*(13-14), 2633-2648.

Anke, M; Groppel, B; Grun, M. 1985. Essentiality, toxicity, requirement and supply of molybdenum in human and animals. In: CF Mills, I Bremner, JK Chesters (eds.). Trace elements in man and animals, Buckburn, Aberdeen: Commonwealth Agricultural Bureaux, 154–157.

Anon, J R. 1966. Cooper toxicity. *Nutrition Reviews*, 24, 305-8.

Ansorena, J, Marino N. 1990. Contaminación de origen minero en Gipuzkoa (España). *Sustrai,* 49, 21.

Arango, J. 2000. Ministerio de Agricultura y Desarrollo Rural. Estadísticas Agropecuarias. Colombia. Bogotá, 116.

Aras, N K; Aklan, S; Yılmaz, G. 1996. Diet data. Ankara: Middle East Technical University.

Archer, F C; Hodgson, I H. 1987. Total and extractable trace element contents of soils in England and Wales. *Journal of Soil Science*, *38*(3), 421-431.

Arnold, D J; Briggs, G G. 1990. Fate of pesticides in soil: predictive and practical aspects. *Environmental fate of pesticides*, *7*, 101-122.

Arnold, S M; Lynn, T V; Verbrugge, L A; Middaugh, J P. 2005. Human biomonitoring to optimize fish consumption advice: reducing uncertainty when evaluating benefits and risks. *American Journal of Public Health*, *95*(3), 393-397.

Arthington, J D. 2003. Trace mineral nutrition and immune competence in cattle. *Proceedings of 64th Annual Minnesota Nutrition Conference, Minneapolis*, 106.

Asuero, A G.; Jiménez M A.; Herrador M.A. 1984. Elementos traza en alimentos. Determinación de trazas de metales en leche. *Alimentaria,* 156, 41-52.

Ataro, A; McCrindle, R I; Botha, B M; McCrindle, C M E; Ndibewu, P P. 2008. Quantification of trace elements in raw cow's milk by inductively coupled plasma mass spectrometry (ICP-MS). *Food chemistry*, *111*(1), 243-248.

ATSDR (Agency for toxic substances and disease control). 1999. Toxicological profile for cadmium, Atlanta, GA: U.S. Department of Health and Human Services, Public Health Service (www.atsdr.cdc.gov).

Ayar, A; Sert, D; Akın, N. 2009. The trace metal levels in milk and dairy products consumed in middle Anatolia—Turkey. *Environmental Monitoring and Assessment*, *152*(1-4), 1-12.

Balderas-Plata, M Á; Cajuste, L J; Lugo-de la Fuente, J A; Vázquez-Alarcón, A. 2003. Suelos agrícolas contaminados por metales pesados provenientes de depósitos de vehículos de desecho. *Terra Latinoamericana*, *21*(4), 449-459.

Baranowska, I; Barchańska, H; Pyrsz, A. 2005. Distribution of pesticides and heavy metals in trophic chain. *Chemosphere*, *60*(11), 1590-1599.

Basta, N T; Tabatabai, M A. 1992. Effect of cropping systems on adsorption of metals by soils: II. Effect of pH. *Soil Science*, *153*(3), 195-204.

Bastain, R K; Brobst, R B. 1993. Molybdenum occurrence in biosolids—sources and techniques in: *Proceedings at the water environment federation biosolids specialty conference, Phoenix,* AZ, 4-5, December 1993.

Batista, J; Schuhmacher, M; Domingo, J L; Corbella, J. 1996. Mercury in hair for a child population from Tarragona Province, Spain. *Science of the total Environment*, *193*(2), 143-148.

Bellrose, F C. 1959. Lead poisoning as a mortality factor in waterfowl populations. *Bulletin of the Illinois State Laboratory of Nataural History (United States)*, 27, 235-288.

Benedito, J L.; Díaz de Pablo, C; Ayala, I, Castillo, C; Ríos, M A; Miranda, M; López Alonso, M; Hernández, J; García Partida, P. 1998. Hypocupraemia in bovines of Lugo (Spain). *Abstracts Book 6th Congress of Mediterranean Eederation for Health and Production of Ruminants. Postojna, Slovenia*. 96.

Benítez, E; Romero, E; Gallardo Lara, F; Nogales, R. 2000. Asimilabilidad de metales pesados en un suelo enmendado con diferentes biosolidos residuales urbanos. *Edafologia. Revista de la SECS*, 7(2), 157-164.

Bertram, G. 2002. Katzung: Farmacología básica y Clínica. 8ª ed. México: Manual Moderno. 1346 pp.

Bettiol, W; Fernández, S. 2004. Efeito do lodo de esgoto na comunidade microbiana e atributos químicos do solo. Comunicado Técnico, *Jaguariúna SP, Embrapa*, 24-35.

Blüthgen, A. 2000. Contamination of milk from feed. *Bulletin of the International Dairy Federation*, 356, 43-47.

BOE, 1998. Ley 10/1998, de 21 de abril, de Residuos. *BOE nº 96, 22 de abril de 1998,* 13372-13384

Bordajandi, L R; Gómez, G; Abad, E; Rivera, J; Fernández-Bastón, M D M; Blasco, J; González, M J. 2004. Survey of persistent organochlorine contaminants (PCBs, PCDD/Fs, and PAHs), heavy metals (Cu, Cd, Zn, Pb, and Hg), and arsenic in food samples from Huelva (Spain): levels and health implications. *Journal of Agricultural and Food Chemistry*, *52*(4), 992-1001.

Bowen, H J M. 1979. Environmental chemistry of the elements. London: Academic Press, 333 pp.

Boyd, R S; Martens, S N. 1998. The significance of metal hyperaccumulation for biotic interactions. *Chemoecology*, *8*(1), 1-7.

Brack, A; Mendiola, C. 2000. Ecología del Perú. Programa de las Naciones Unidas para el Desarrollo (PNUD). Lima, Perú. Editorial Bruño, 494 pp.

Bradley, C H. 1993. Copper poisoning in a dairy herd fed a mineral supplement. *The Canadian Veterinary Journal*, *34*(5), 287-292.

Bremner, I. 1993. Involvement of metallothionein in the regulation of mineral metabolism. In: *Metallothionein III. Biological roles and medical implications. Third International Conference on Metallothionein*, 111-124.

Buck, B W. 1973. Toxicología veterinaria clínica y diagnóstico. Zaragoza. Acribia. 475 pp.

Buck, W B; Osweiler, G D; Van Gelder, G A. 1981. Toxicología veterinaria clínica y diagnóstica. Zaragoza: Acribia, 347-446.

Burger, J; Gochfeld, M. 1993. Lead and behavioral development in young herring gulls: effects of timing of exposure on individual recognition. *Toxicological Sciences*, 21(2), 187-195.

Burgos, P; Madejón, E; Pérez-de-Mora, A; Cabrera, F. 2008. Horizontal and vertical variability of soil properties in a trace element contaminated area. *International Journal of Applied Earth Observation and Geoinformation*, *10*(1), 11-25.

Bustamante, J; Hernández, W; Gutiérrez A.J; Alonso P; González J R. 2008. Secondary copper deficiency in cattle from molybdenum intoxication: clinic and pathological study. *Proceedings of the XVI Congress of the Mediterranean Federation for Health and Production of Ruminants, Zadar, Croatia*, 213-220.

Cabrera, F; Ariza, J; Madejón, P; Madejón, E; Murillo, J M. 2008. Mercury and other trace elements in soils affected by the mine tailing spill in Aznalcollar (SW Spain). *Science of the Total Environment*, *390*(2), 311-322.

Caggiano, R; Sabia, S; D'Emilio, M; Macchiato, M; Anastasio, A; Ragosta, M; Paino, S. 2005. Metal levels in fodder, milk, dairy products, and tissues sampled in ovine farms of Southern Italy. *Environmental Research*, *99*(1), 48-57.

Cala-Rivero, V; De la Flor, M; Vigil de la Villa M R. 1997. Influencia de las características físico-químicas y mineralógicas en la distribución de metales pesados en suelos de cultivo. *Edafología*, (2), 205-213.

Calvo de Anta, R M. 1987. Problemas de caracterizacion del complejo de cambio en suelos de Galicia. In: *Anales de Edafologia y Agrobiologia*, 46, 1021-1037.

Camean, A M; Repetto M. (eds). 2006. Toxicología alimentaria. Madrid: Díaz de Santos. 661 pp.

Canfield, R L; Henderson Jr C R; Cory-Slechta, D A; Cox, C; Jusko, T A; Lanphear, B P. 2003. Intellectual impairment in children with blood lead concentrations below 10 µg per deciliter. *New England Journal of Medicine*, *348*(16), 1517-1526.

Cardoso, E C; Pereira, W L A; Aquiar, F C O; Pereira, F C C; Mcdowell, L R. 2001. Hypochromic anaemia related to copper deficiency in buffaloes from Marajo Island, Para state, Brazil. *International Journal of Animal Science*, 16 (1), 19–25.

Carpi, A. 1997. Mercury from combustion sources: a review of the chemical species emitted from the transport in the atmosphere. *Water, Air, and Soil Pollution*, 98(3-4), 241-254.

Carrasquilla, M.; Herrera, E. 1992. Contaminación hídrica industrial en Colombia, Contaminación industrial en Colombia. Departamento Nacional de Planeación (DNP) y Programa de las Naciones Unidas para el Desarrollo (PNUD), Bogotá, 189

Carrasquilla, M; Morillo, J. 1994. Contaminación hídrica industrial en Colombia. Contaminación industrial en Colombia. Departamento Nacional de Planeación (DNP) y Programa de las Naciones Unidas para el Desarrollo (PNUD), Bogotá, 93-125.

Casey, C E.; Smith, A.; Zhang, P. 1995. Microminerals in human and animal milk. In: Handbook of milk composition. Jensen RG (ed). USA, Academic Press, 543-575.

Cashman, K D. 2002a. Trace elements in milk and dairy products, nutritional significance. In: Roginski H, Fox P F; Fuquay J W. (ed). Encyclopedy of Dairy Sciences. Academic Press, 2058–2065.

Castro, J; Monroy, M. 2002. Parámetros geológicos de protección ambiental, geoquímica, minería y medio ambiente. México. San Luís de Potosí. UNESCO – INGEMMET. 102.

Cerutti, G. 1999. Residui additivi e contaminanti degli alimenti. Milano. *Tecniche Nuove,* 23, 42- 50.

Cervera, M L; López, J C; Montoro, R. 1994. Arsenic content of Spanish cow's milk determined by dry ashing hydride generation atomic absorption spectrometry. *Journal of Dairy Research*, 61, 83-89.

Chaney, R L; Malik, M; Li, Y M; Brown, S L; Angle, J S; Baker, A J M. 1998. Phytoremediation of soil metals. *Current Opinions in Biotechnology,* 8(3), 279-284.

Chang, C W J; Nakamura, R M; Brooks, C C. 1987. Effect of varied dietary levels and forms of mercury on swine. *Journal of Animal Science,* 45, 279-285.

Chang, X; Mowat, D N. 1992. Supplemental chromium for stressed growing feeder calves. *Journal of Animal Science,* 70, 559-565.

Chicón, A. 2003. Contaminación atmosférica. Metales. Revista Contaminación Industrial. 84-96.

CITIL, Centro de Investigaciones tecnológicas de la industria láctea. 1986. Composición y variaciones estacionales de leches crudas provenientes de los tambos de la Cuenca de Lincoln, Buenos Aires, *Rev. CITIL*, 23:13-23.

Clarkson, T W. 1983. Methilmercury toxicity to the mature and developing nervous system: possible mechanisms. In: Sakar B. (ed.) Biological aspects of metals and metal-related diseases. Nueva York: Raven Press.

Clarkson, T W. 1992. Mercury: major issue in environmental health. *Environmental Health Perspectives*, 100:31-38.

Codex Alimentarius. 1995. Lista de los límites máximos del Codex para resíduos en plaguicidas y límites máximos del Codex para residuos extraños.

Concon, J M. 1981. Heavy metals in food. In: Food toxicology. Part B: Contaminents and additives. New York, Dekker, 1043-1045.

CORPOICA. 1999. Determinación de los niveles de contaminación por metales pesados tóxicos en los principales subsistemas de producción de la planicie aluvial baja del Río Bogotá. Regional 6 y Pronatta, 112-119.

Dabeka, R W.; Lacroix, G M A. 1987. Total arsenic in foods after sequential wet digestion, dry ashing, coprecipitation with ammonium pyrrolidine dithiocarbamate, and graphite-furnace atomic absorption spectrometry. *Journal Association of Official Analytical Chemists*, 70(5), 866-870.

Dager, G. 2001. Gestión de biosólidos en Colombia (artículo de Internet) Disponible en: http://www.geocities.com/ptarcolombia/biosólidos.htm. Consultado en octubre de 2010.

DANE. Departamento Administrativo Nacional de Estadística. 2007 http://www.dane.gov.co/files/investigaciones/agropecuario/ena/leche_industrial_2004.pdf. Acceso, enero 2011.

DANE. Departamento Administrativo Nacional de Estadística. 2009-2010.http://www.dane.gov.co/files/investigaciones/agropecuario/ena/leche_industrial_2004.pdf. Acceso, marzo 2011.

Dantu, S. 2009. Determinación de niveles de fondo y niveles de referencia de metales pesados y otros elementos traza en suelos de la Comunidad de Madrid. Serie Medio Ambiente. *Environmental Monitoring and Assessment*, 149, 213-222.

Das, P.; Samantaray, S.; Rout, G R. 1997. Studies on cadmium toxicity in plants: a review. *Environmental pollution*, 98, 29-36.

Datta, R; Sarkar, D; Sharma, S; Sand, K. 2006. Arsenic biogeochemistry and human health risk assessment in organo-arsenical pesticide-applied acidic and alkaline soils: an incubation study. *Science of the Total Environment,* 372:38-48.

Departamento Nacional de Planeación (DNP). 2000. Estudio Poblacional y Rural. *Ganadería Colombiana*, 182.

Derache, R. 1990. Toxicología y seguridad de los alimentos. Barcelona, Ediciones Omega, 490.

Dickson, T R. 2003. Química enfoque ecológico. México. Limusa. Noriega editores: 95-102.

Díez, M; Simon M F; Dorronsoro, C D; García, I; Van Gestel, C A. 2009. Ambient trace elements background concentrations in soils and their use in risk assessment. *Science of the Total Environment*, 407, 4622-4632.

Dobrzarnski, Z; Kolacz, R; Górecka, H; Chojnacka, K; Bartkowiak, A. 2005. The content of microelements and trace elements in raw milk from cows the Silesian region. *Polish Journal of Environmental Studies,* 14(5), 685–689.

Dugast, P. 1978. Contribution á l' étude de la contamination des végétaux par le plomb et le cadmium. Thése doctoral, Institut National Agronomique Paris-Grignon, 210 pp.

Dwivedi, S K; Swarup, D; Dey, S. 2001. Lead poisoning in cattle and buffalo near primary lead-zinc smelter in India. *Veterinary and Human Toxicology*, 1, 43, 74-75.

EEC, Comisión de las Comunidades Europeas. 2001. Reglamento (CE) 466/2001 de la Comisión de 8 de marzo de 2001 por el que se fija el contenido máximo de determinados contaminantes en los productos alimenticios. Diario Oficial de las Comunidades Europeas.

EEC, Comisión de las Comunidades Europeas. 2006. Reglamento (CE) 1881/2006 de la Comisión de 19 de diciembre de 2006 por el que se fija el contenido máximo de determinados contaminantes en los productos alimenticios. Diario Oficial de la Unión Europea. 20 Dec 2006.

El-Bahri, L; Ben Romdane, S. 1991. Arsenic poisoning in livestock. *Veterinary and Human Toxicology*, *33*(3), 259-264.

El-Begearmi, M M; Sunde, M L; Ganther, H E. 1977. A mutual protective effect of mercury and selenium in Japanese quail. *Poultry Science*, *56*(1), 313-322.

Elliot, H; Dempsey, B. 1991. Agronomic effects of land application of wáter treatment sludges. *Journal American Water Works Association,* 83(4), 126-131.

Empresas Públicas de Medellín (EPM). 1994. Cartilla informativa. Estudio de biosólidos en el río Medellín en la planta de San Fernando, 85.

EPA. 1986. Espectrofotometría de absorción atómica por llama directa, Métodos EPA-7020, 7040, 7090, 7130, 7190, 7200, 7210, 7380, 7420, 7460, 7480, 7520, 7910 y 7950.

EPA. 1992. Environmental Protection Agency. Norma 503, como los de la Unión Europea, en su Legislación CEE 86/278 y RD 1310/90.

EPA. 1993. Determinación de metales por espectrofotometría de absorción atómica por llama y horno de grafito. Método EPA-7000.

EPA. 1998. Environmental Protection Agency. Guide to site and soil description for hazardous waste site characterization. Whashington. Vol 1: metals.

EPA/USA. Environmental Protection Agency. 1989. Risk assesment guidance for superfund. 1: human health evaluation manual (Part A). EPA/540/1-89/002. Office of emergency and remedial response.

EQPAFI. 1996. The quality of animal feed and animal feedstuffs. www.agralin.nl/kap/report/kapuk5.html.

Erdogan, S; Celik, S; Erdogan Z. 2004. Comparison of selected toxic elements in cow serum and milk samples from industrial and rural regions. *Bulletin of Environmental Contamination and Toxicology,* 72(5), 931-936.

FAO/OMS. 2000. Informe de la 32ª reunión del Comité Codex sobre aditivos alimentarios y contaminantes de los alimentos www.codexalimentarius.net.

Farid, S M; Enani, M A; Wajid, S A. 2004. Determination of trace elements in cow's milk in Saudi Arabia. *Journal of King AbdulAziz University: Engineering and Science*, 15(2), 131-140.

Farmer, A A; Farmer, A M. 2000. Concentrations of cadmium, lead and zinc in livestock feed and organs around a metal production centre in eastern Kazakhstan. *Science of the Total Environment*, *257*(1), 53-60.

Favretto, L G; Marletta, G P; Bogoni, P; Favretto, L. 1989. Chemometric studies of some trace elements in cow´s milk. *Zeitschrift für Lebensmittel-Untersuchung und Forschung*, *189*(2):123-127.

FEDEGÁN. 2010. Federación Colombiana de Ganaderos. http://portal.fedegan.org.co/Boletin/Boletin109-110-111-112-113/Boletin.htm Página del ganadero http://portal.fedegan.org.co/portal/page? pageid=93,1&dad=portal& schema=PORTAL (acceso, febrero 2010).

Felipo, M. 1995. Reutilización de residuos urbanos y posible contaminación En: Gestión y utilización de residuos para la agricultura. Madrid. Editorial Aedos, 23-36

Ferreira, K S; Gomez, J C; Chaves, J B. 2005. Copper content of commonly consumed food in Brazil. *Food chemistry*, *92*(1), 29-32.

Fitzgerald, P R; Peterson, J; Lue-Hing, C. 1985. Heavy metals in tissues of cattle exposed to sludge-treated pasture for eihgt years. *American Journal of Veterinary Research*, 46, 703-707.

Flynn, A; Cashman, K. 1997. Nutritional aspects of mineral in bovine and human milks. In: Fox P F. (ed). *Advanced Dairy Chemistry.* London: *Chapman & Hall,* 257-301.

Fox, M R S. 1988. Nutritional factors that may influence bioavailability of cadmium. *Journal of Environmental Quality*, *17*(2), 175-180.

Friel, J K; Andrews, W L; Jackson, S E; Longerich, H P; Mercer, C; Mcdonald, A; Dawson, B; Sutradhar, B. 1999. Elemental composition of human milk from mothers of premature and full-term infants during the first 3 months of lactation. *Biological Trace Element Research*, 67(3), 225-247.

Galindo, M D. 2009. Presencia de metales pesados en el agua y algunos peces de la ría Huelva (España). En: Eroski Consumer, Medio Ambiente, 12.

García, E M; Lorenzo, M L; Cabrera, C; López, M C; Sánchez, J. 1999. Trace element determination in different milk slurries. *Journal of Dairy Research*, *66*(04), 569-578.

García, G. 2004. Manejo y uso de biosólidos generados en la planta de tratamiento de aguas residuales San Fernando. En: Letras Jurídicas. 9 (2). Medellín: Secretaría General de Empresas Públicas de Medellín E.S.P; 215-224.

García, I; Dorronsoro, C. 2001.Contaminación por metales pesados (URL:http://edafología.urg.es/Conta/Tema 15, html). 7-5.

García-Márquez, B; Córdoba, F. 2010. Antioxidative system in wild populations of *Erica andevalensis*. *Environmental and Experimental Botany* 68(1), 58-65

Gervin, S. 2005. Lo que usted necesita saber sobre biosólidos. Artículo de Internet. Disponible en: http://www.wsscwater.com. Consultado en diciembre 2005.

Ghindini, S; Zanardi, E; Battaglia, A; Varisco, G; Ferretti, E; Campanini, G; Chizzolini, R. 2005. Comparison of contaminat and residue levels in organic and conventional milk and meat products from Northern Italy. *Food additives and contaminants*, 22 (1), 9-14.

Gómez, L. 2002. Notas de clase de Medio ambiente y desarrollo. Profesor de posgrado en Gestión Ambiental, Universidad Nacional de Colombia, sede Medellín.

González, Galeano S; Mejía, L. 1995. Contaminación con cadmio y arsénico en suelos y hortalizas de un sector de la cuenca del río Bogotá. *Suelos Ecuatoriales (Colombia)*, *25*, 51-56.

González Montaña, J R; Senis, E; Gutiérrez, A; Prieto, F. 2012. Cadmium and lead in bovine milk en the mining area of the Caudal River (Spain). *Environmental Monitoring and Assessment*, 184(7), 4029-4034.

González-Montaña, J R. 2009. Metales pesados en carne y leche y certificación para la Unión Europea (UE). *Revista Colombiana de Ciencias Pecuarias*, *22*(3), 305-310.

Goodman, S; Gilman, J O. 2007. Las bases farmacológicas de la terapéutica. 11ª ed. México: McGraw Hill. Interamericana Editores.

Granero, S; Domingo, J L. 2002. Levels of metals in soils of Alcalá de Henares, Spain: Human health risks. *Environment International,* 28(3):159- 164.

Gundacker, C; Pietschnig, B; Wittmann, K J; Lischka, A; Salzer, H; Hohenauer, L; Schuster, E. 2002. Lead and mercury in breast milk. *Pediatrics*, 110, 873-878.

Gupta, U C; Gupta, S C. 1998. Trace element toxicity relationships to crop production and livestock and human health: implications for management. *Communications in Soil Science & Plant Analysis*, *29*(11-14), 1491-1522.

Gustafson, G M; Salomon, E; Jonsson, S. 2007. Barn balance calculations of Ca, Cu, K, Mg, Mn, N, P, S and Zn in a conventional and organic dairy farm in Sweden. *Agriculture, ecosystems & environment*, *119*(1), 160-170.

Gutiérrez-Chávez, A J. 2009. Concentración de metales pesados en leche cruda de vaca en la provincia de León, España. Tesis Doctoral. Universidad de León, 372 pp.

Guy, P A; Fenaille, F. 2006. Contribution of mass spectrometry to assess quality of milk based products. *Mass Spectrometry Reviews*, 25(2), 290-326.

Hamilton, E I. 1995. State of the art of trace element determinations in plant matrices: determination of the chemical elements in plant matrices, an overview. *Science of the Total Environment*, 176, 3-14.

He, Z L; Yang, X E; Stoffella, P J. 2005. Trace elements in agroecosystems and impacts on the environment. *Journal of Trace Elements in Medicine and Biology*, *19*(2), 125-140.

Hermansen, J; Baines, J; Kristensen, T; Gundersen, V. 2005. Major and trace elements in organically or conventionally produced milk. *Journal of Dairy Research*, *72*(3), 362.

Hernández, A J; Alexis, S, Pastor, J. 2007. Soil degradation in the tropical forests of the Dominican Republic's Pedernales province in relation to heavy metal contents. *Science of the Total Environment,* 378 (1), 36-41.

Hernández, A J; Pastor; J. 2005. Incidencia conjunta de metales pesados en pastos de vacuno ubicados en el entorno de una mina abandonada en la Sierra de Guadarrama. Producciones agroganaderas: Gestión eficiente y conservación del medio natural (Vol. II) XLV *Reunión Científica de la SEEP (Sesión: Ecología y Botánica de Pastos)*, 955-962.

Hernández, A J; Pastor, J. 2008a. Relationship between plant biodiversity and heavy metal bioavailability in grasslands overlying an abandoned mine. *Environmental Geochemistry and Health*, *30*(2), 127-133.

Hernández, A J; Pastor; J. 2008b. Técnicas analíticas para el estudio de de las interacciones suelo-planta. *Henares: Revista de geología: Revista de la Universidad de Alcalá de Henares,* 3, 67-102.

Hernández, A. 2011. Determinación de metales pesados en suelos de Natividad Ixtlán de Juárez Oaxaca. Tesis de Licenciatura. México. Universidad de la Sierra Juárez, 87 pp.

Hess, T F; Silverstein, J; Schmidt, S K. 1993. Effect of glucose on 2, 4-dinitrophenol degradation kinetics in sequencing batch reactors. *Water Environment Research*, 65 (1):73-81.

Hocker, P M. 1989. Cúmulos de oro, lagunas de veneno, manantiales de cianuro. *Educative Materials, Mineral Policy Center*, 6-11. www.ecoportal.net. Acceso marzo, 2010.

Houba, V J; Lexmond, T M; Novozamsky, I; Van Der Lee, J J. 1996. State of the art and future developments in soil analysis for bioavailability assessment. *Science of the Total Environment*, 178 (1), 21-28.

Hullinger, G; Sangster, L; Colvin, B; Frazier, K. 1998. Bovine arsenic toxicosis from ingestion of ashed copper-chrome-arsenate treated timber. *Veterinary and Human Toxicology,* 40(3):147-148.

Humphreys, D J. 1990. Toxicología Veterinaria. Madrid, Interamericana- McGrawHill, 17–85.

IARC. International Agency for Research on Cancer. 1984 Nickel in the human environment, *Proceedings of a joint symposium held at IARC, Lyon, France, 8–11 March 1983. Lyon: IARC Scientific Publication*, 53.

IARC. International Agency for Research on Cancer. 1987. Lyon. Monographs on the evaluation of the carcinogenic risk of chemicals to humans (www.iarc.fr).

Ihnat, M; Miller, H J. 1977. Acid digestion hydride evolution atomic absorption spectrophotometric method for determining arsenic and selenium in foods: collaborative study. Part I. *Journal-Association of Official Analytical Chemists,* 60 (6), 1414-1433.

Institute of Medicine. 2001. Dietary reference intakes: calcium, magnesium, phosphorus, vitamin D and fluoride. Washington, National Academic Press, 122.

Instituto Geográfico Agustín Codazzi (IGAC). 2009. Estudios de suelos y regiones en diversas regiones de Colombia, 69.

IPCS. International Programme on Chemical Safety. 1998. Environmental health criteria: Copper. Geneva: World Health Organization.

Jalón, M; Urieta, I; Macho, M L; Azpiri, M. 1997. Vigilancia de la contaminación química de los alimentos en la Comunidad Autónoma del País Vasco, 1990-1995. Servicio central de publicaciones. Gobierno Vasco. Vitoria-Gasteiz.

Jeng, S L; Lee, S J; Lin, S Y. 1994. Determination of cadmium and lead in raw milk by graphite furnace atomic absorption spectrophotometer. *Journal of Dairy Science*, 77 (4), 945-949

Jenkins, K J; Hidiroglou, M. 1987. Effect of excess iron in milk replacer on calf performance. *Journal of Dairy Science*, 70(11), 2349-2354.

Jensen, A A. 1991. Levels and trends of environmental chemicals in human milk. In: Jensen A A; Sorach S A. (eds). Chemical contaminants in human milk. Boca Raton (FL): CRC Press, 24–198.

Jones, K C; Alcock, R E; Johnson, D. L; Semple, K. T; Woolgar, P. J. 1996. Organic chemicals in contaminated land: analysis, significance and research priorities. *Land Contamination and Reclamation*, *4*(3), 189-198.

Jonnalagadda, S B; Rao, P V V. 1993. Toxicity, bioavailability and metal speciation. *Comparative Biochemistry and Physiology. Part C: Pharmacology, Toxicology and Endocrinology*, *106*(3), 585-595.

Kabala, C; Singh, B R. 2001. Fractionation and mobility of copper, lead, and zinc in soil profiles in the vicinity of a copper smelter. *Journal of Environmental Quality*, 30(2), 485-492.

Kabata-Pendias, A; Pendias, H. 2001. Trace elements in soils and plants (3rd ed.), Boca Raton, FL: CRC Press, 365 pp.

Kaise, T; Watanabe, S; Itoh, K. 1985. The acute toxicity of arsenobetaine. *Chemosphere*, *14*(9), 1327-1332.

Kaneko, J J; Harvey, J.W.; Bruss, M L. 1997. Clinical Biochemistry of Domestic Animals, 5th ed; San Diego, California: Academic Press, 932 pp.

Kollmer, W E; Berg, D. 1989. The influence of zinc, calcium, or iron-deficient diet on the resorption and kinetics of cadmium in the rat. In: Southgate D A T; Johnson I T, Fenwick G R. (eds). Nutrient availability chemical and biological aspects. Cambridge: Thomas Graham House, 287–289.

Kostial, K; Kello, D; Jugo, S; Rabar, I; Maljković, T. 1978. Influence of age on metal metabolism and toxicity. *Environmental Health Perspectives*, *25*, 81-86.

Kottferova, J; Korenekova, B. 1995. The effect of emissions on heavy metals concentrations in cattle from the area of an industrial plant in Slovakia. *Archives of Environmental Contamination and Toxicology,* 29(3), 400-405.

Kovalsky, V V. 1974. Geochemical environment, health and diseases. In: Hemphill D D.(ed.), Trace Substances, Environment and Health, Vol. 8. University of Missouri, Columbia, MO, 137 pp.

Krishna, A K; Govil, P K. 2008. Assessment of heavy metal contamination in soils around Manali industrial area, Chennai, Southern India. *Environmental Geology*, *54*(7), 1465-1472.

Krook, J; Mårtensson; A; Eklund, M. 2006. Sources of heavy metal contamination in Swedish wood waste used for combustion. *Waste Management*, *26*(2), 158-166.

Kuo, H W; Chang, S F; Wu, K Y; Wu, F Y. 2003. Chromium (VI) induced oxidative damage to DNA: increase of urinary 8-hydroxydeoxyguanosine concentrations (8-OHdG) among electroplating workers. *Occupational and Environmental Medicine*, 60(8), 590-594.

Lante, A; Lomolino, G; Cagnin, M; Spettoli, P. 2006. Content and characterisation of minerals in milk and in Crescenza and Squacquerone Italian fresh cheeses by ICP-OES. *Food Control*, 17(3), 229-233.

Laredo, M A.; Cuesta, A. 1987. Tabla de contenido nutricional de pastos y forrajes de Colombia. 2.ed. Bogotá, DC: Instituto Colombiano Agropecuario, 80 pp.

Lawal, A O; Mohammed, S S; Damisa, D. 2006. Assessment of levels of copper, cadmium and lead in secretion of mammary gland of cows grazed on open fields. *Science World Journal*, 1(1), 8-10.

Leblanc, M; Petit, D; Deram, A; Robinson, B. H; Brooks, R. R. 1999. The phytomining and environmental significance of hyperaccumulation of thallium by *Iberis intermedia* from southern France. *Economic Geology*, *94*(1), 109-113.

Lehman, L D; Klaassen, C D. 1986. Dosage-dependent disposition of cadmium administered orally to rats. *Toxicology and Applied Pharmacology*, 84(1), 159-167.

Lepp, N W. (1981). Copper. In: Lepp, N W (ed). Effect of heavy metal pollution on plants. Vol 1. London: Applied Science Publishers, 111-143.

Li, A M; Chan, M H; Leung, T F; Cheung, R C; Lam, C W; Fok, T F. 2000. Mercury intoxication presenting with tics. *Archives of Disease in Childhood*, 83(2), 174-175.

Licata, P; Trombetta, D; Cristani, M; Giofre, F; Martino, D; Calo, M; Naccari, F. 2004. Levels of "toxic" and "essential" metals in samples of bovine milk from various dairy farms in Calabria, Italy. *Environment International*, 30(1), 1-6.

López Mahia, P; Paseiro Losada, P; Simal Lozano, J; Simal Gandara, J. 1991. Trace elements in raw cow milk. *Alimentaria*, 28, 45–47.

López-Alonso, M L; Benedito, J L; Miranda, M; Castillo, C; Hernández, J; Shore, R F. 2000. Arsenic, cadmium, lead, copper and zinc in cattle from Galicia, NW Spain. Science of the Total Environment, 246(2), 237-248.

López-Alonso, M. L; Benedito, J. L; Miranda, M; Castillo, C; Hernández, J; Shore, R. F. 2002. Interactions between toxic and essential trace metals in cattle from a region with low levels of pollution. *Archives of Environmental Contamination and Toxicology*, *42*(2), 165-172.

MacIntosh, D L; Spengler, J D; Ozkaynak, H; Tsai, L H; Ryan, P B. 1996. Dietary exposures to selected metals and pesticides. *Environmental Health Perspectives*, *104*(2), 202-209.

MADR. 2009. Ministerio de Agricultura y Desarrollo Rural. Colombia. http://www.minagricultura.gov.co/06docypresent/06a_intropublic.aspx#. Acceso, enero 2010).

MADR. 2011. Ministerio de Agricultura y Desarrollo Rural. Colombia. http://www.minagricultura.gov.co/06docypresent/06a_intropublic.aspx#. Acceso, mayo 2011).

Mapanda, F; Mangwayana, E. N; Nyamangara, J; Giller, K. E. 2005. The effect of long-term irrigation using wastewater on heavy metal contents of soils under vegetables in Harare, Zimbabwe. *Agriculture, Ecosystems & Environment,* 107(2), 151-165.

Martelli, A; Rousselet, E; Dycke, C; Bouron, A; Moulis, J. M. 2006. Cadmium toxicity in animal cells by interference with essential metals. *Biochimie,* 88(11), 1807-1814.

Martino, F. A. R; Sánchez, M. L. F; Sanz-Medel, A. 2001. The potential of double focusing-ICP-MS for studying elemental distribution patterns in whole milk, skimmed milk and milk whey of different milks. *Analytica Chimica Acta*, 442(2), 191-200.

Más, A; Azcue, J M. 1993. Metales en sistemas biológicos. Barcelona: Promociones y Publicaciones Universitarias, 324 pp.

Matthews, P; Lindner, K H. 1996. European Union.In: Matthews (ed). A global atlas of wastewater sludge and biosolids use and disposal. London: IAWQ, 49-64.

McKenna, I M; Chaney, R L; Williams, F M. 1993. The effects of cadmium and zinc interactions on the accumulation and tissue distribution of zinc and cadmium in lettuce and spinach. *Environmental Pollution*, 79(2), 113-120.

McLean, J E; Bledsoe B E. 1992. Behavior of metals in soils. EPA/540/S-92/0 18. Cincinnati: USEPA, 1-25.

McRill, C; Boyer, L V; Flood, T J; Ortega, L. 2000. Mercury toxicity due to use of a cosmetic cream. *Journal of Occupational and Environmental Medicine*, 42(1), 4-7.

Melanen, M; Ekqvist, M; Mukherjee, A B; Aunela-Tapola, L; Verta, M; Salmikangas, T. 1999. Raskasmetallien päästöt ilmaan Suomessa 1990-luvulla (Atmospheric emissions of heavy metals in Finland in the 1990s), *Suomen Ympäristö 329*, 1-92.

Méndez Batán, J. 2002. Metales pesados en alimentación animal. *Anaporc. Revista de Porcinocultura*, 22(223), 88-95.

Méndez, G T.; Rodríguez L D. y Palacios S M. 2000. Impacto del riego con aguas contaminadas, evaluado a través de presencia de metales pesados en suelos. *Terra,* 18, 277 – 288.

Meubles Borges, J; Vargas de Mello, J W; Schaefer, C E G R; Mara Dussin, T; Pereira Abrahão, W A. 2008. Valores de referência local e avaliação da contaminação por zinco em solos adjacentes a áreas mineradas no município de Vazante-MG. *Revista Brasileira de Ciência do Solo*, *32*, 2883-2893.

Micó, C. 2005. Estudio de metales pesados en suelos agrícolas con cultivos hortícolas de la provincia de alicante, Tesis Doctoral. Universidad de Valencia. Valencia. España. 508 pp.

Miller, J K; Ramsey, N; Madsen, F C. 1993. Elementos vestigiales. En: El rumiante: fisiología digestiva y nutrición. Zaragoza. Church C D. Zaragoza: Acribia, 391-457.

Miltimore, J E; Mason, J L. 1971. Copper to molybdenum ratio and molybdenum and copper concentrations in ruminant feeds. *Canadian Journal of Animal Science,* 51(1), 193-200.

Ministerio de Agricultura y Desarrollo Rural. 2003. República de Colombia. Programa de Desarrollo Ganadero 2005-2019, 1-8.

Ministerio de Agricultura y Desarrollo Rural. República de Colombia. Encuesta nacional Agropecuaria –ENA. 2009. URL. Disponible en: http://www.agronet.gov.co/www/docs. [Consultado: 30, noviembre, 2010].

Miranda, M; López Alonso, M; Castillo, C; Hernández, J; Benedito, J L. 2000. Effect of sex on arsenic, cadmium, lead, copper and zinc accumulation in calves. *Veterinary and Human Toxicology*, 42(5), 265-268.

Morcombe, P W; Petterson, D S; Masters, H G; Ross, P J; Edwards, J R. 1994. Cadmium concentrations in kidneys of sheep and cattle in Western Australia. 1. Regional distribution. *Crop and Pasture Science*, 45(4), 851-862.

Moreno Rojas, R; Amaro López, M; Zurera Cosano, G. 1993. Contenido mineral de leche pasterizada producida en la Comunidad Autónoma Andaluza. *Revista Española de Ciencia y Tecnología de Alimentos*, *33*(4), 435-444.

Moreno, M D. 2003. Toxicología ambiental. Evaluación de riesgo para la salud humana. Madrid. McGraw Hill, 370 pp

Msaky, J J; Calvet, R. 1990. Adsorption behavior of copper and zinc in soils: influence of pH on adsorption characteristics. *Soil Science*, *150*(2), 513-522.

Mukherjee, A B; Melanen, M; Ekqvist, M; Verta, M. 2000. Assessment of atmospheric mercury emissions in Finland. *Science of the Total Environment*, *259*(1), 73-83.

Muñiz-Naveiro, O; Dominguez-Gonzalez, R; Bermejo-Barrera, A; Cocho De Juan, J. A; Fraga Bermúdez, J M; Goris Pereiras, A; López Santamariña A; Martínez Lede I; Valledor Puente J; Fernández-Couto Gómez L; Bermejo-Barrera, P. 2005. Selenium content and distribution in cow's milk supplemented with two dietary selenium sources. *Journal of Agricultural and Food Chemistry*, 53(25), 9817-9822.

Muñoz, O; Bastias, J M; Araya, M; Morales, A; Orellana, C; Rebolledo, R; Velez, D. 2005. Estimation of the dietary intake of cadmium, lead, mercury, and arsenic by the population of Santiago (Chile) using a total diet study. *Food and Chemical Toxicology*, *43*(11), 1647-1655.

Nasreddine, L; Parent-Massin, D. 2002. Food contamination by metals and pesticides in the European Union. Should we worry? *Toxicology Letters*, *127*(1), 29-41.

Naumanen, P; Sorvari, J; Pyy, O; Rajala, P; Penttinen, R; Tiainen, J; Lindroos, S. 2002. Ampumarata-alueiden pilaantunut maaperä – tutkimukset ja riskienhallinta. *Pohjois-Karjalan ympäristökeskus*, 543:282.

Nemerow, N L; Dasgupta, A. 1998. *Tratamiento de vertidos industriales y peligrosos* (Vol. 3). Madrid: Ediciones Díaz de Santos.

Nicholson, F A; Smith, S R; Alloway, B J; Carlton-Smith, C; Chambers, B J. 2003. An inventory of heavy metals inputs to agricultural soils in England and Wales. *Science of the Total environment*, *311*(1), 205-219.

Nishimura, H; Kumagai, M.1983. Mercury pollution of fishes in Minamata Bay and surrounding water: analysis of pathway of mercury. *Water, Air, and Soil Pollution*, *20*(4), 401-411.

NRC. National Research Council Of The United States (USA) 1980 Mineral tolerance of domestic animals. National Academic of Sciences, Washington, DC, 577 pp.

NRC. National Research Council of The United States (USA). 1999. *Arsenic in drinking water*. Subcommittee on arsenic in drinking water. Washington DC: National Academy Press, 310 pp.

NRC. National Research Council of The United States (USA). 2001. Arsenic in drinking water 2001 update. Washington, DC: National Academy Press.

Nriagu, J O. 1989. A global assessment of natural sources of atmospheric trace metals. *Nature*, *338*(6210), 47-49.

O'Brien, B; Mehra, R; Connolly, J F; Harrington, D. 1999. Seasonal variation in the composition of Irish manufacturing and retail milks: 4. Minerals and trace elements. *Irish Journal of Agricultural and Food Research*, 87-99.

Oliveira, F C; Mattiazzo, M E; Marciano, C R; Rosseto, R. 2002. Efeitos de aplicações sucessivas de lodo de esgoto em Latossolo Amarelo distrófico cultivado com cana-de-açucar: carbono orgânico, condutividade elétrica, pH e CTC. *Revista Brasileira de Ciência do Solo*, *26*(2), 505-519.

Oliver, M A. 1997. Soil and human health: a review. *European Journal of Soil Science*, *48*(4), 573-592.

Oliver, W T; Roe, C K. 1957. Arsanilic acid poisoning in swine. *Journal of the American Veterinary Medical Association*, *130*(4), 177-178.

OMS. World Health Organization. 1991. Inorganic Mercury. Geneva: WHO. Environmental Health Criteria, 118 pp. (www.who.int/ipcs/publications/cicad/en/cicad50.pdf).

OMS. World Health Organization. 1998. Heavy metals. IPCS. Geneva: WHO. Environmental Health Criteria, 462 pp.

OMS. Organización Mundial de la Salud. 2005. Reglamento Sanitario Internacional (RSI). Ginebra: Disponible en: http://www.who.int/csr/ihr/es/index.html. Acceso, diciembre, 2009.

Oskarsson, A; Jorhem, L; Sundberg, J; Nilsson, N. G; Albanus, L. 1992. Lead poisoning in cattle—transfer of lead to milk. *Science of the Total Environment*, *111*(2), 83-94.

Osweiler, G D; Carson, T L; Buck, W B; Van Gelder, G A; 1985. Clinical and Diagnostic Veterinary Toxicology. Dubuque: Kendall/Hunt Publishing Company.

Palacios, H; Iribarren, I; Olalla, M J; Cala, V. 2002. Lead poisoning of horses in the vicinity of a battery recycling plant. *Science of the Total Environment*, *290*(1), 81-89.

Pastor, J, Hernández, A J. 2009. Acción conjunta de Al y metales pesados del suelo en la nutrición mineral del maíz: Bioensayos en microcosmos y reflexiones con fines de fitorremediación. En Nutrición mineral. Granada: Ed. Universidad de Granada, 85-95.

Patra, R C; Swarup, D; Kumar, P; Nandi, D; Naresh, R; Ali, S L. 2008. Milk trace elements in lactating cows environmentally exposed to higher level of lead and cadmium around different industrial units. *Science of the Total Environment*, *404*(1), 36-43.

Pavlovic, I; Sikiric, M; Havranek, J L; Plavljanic, N; Brajenovic, N. 2004. Lead and cadmium levels in raw cow's milk from an industrialised Croatian region determined by electrothermal atomic absorption spectrometry. *Czech Journal of Animal Science*, 4(49), 164–168.

Peña, C. Carter D; y Ayala-Fierro F. 2001. Toxicología ambiental: evaluación de riesgos y restauración ambiental. University of Arizona, 150 pp.

Pérez-Carrera, A; Fernández-Cirelli, A. 2005. Arsenic concentration in water and bovine milk in Cordoba, Argentina. Preliminary results. *Journal of Dairy Research*, *72*(01), 122-124.

Peris Mendoza, M. 2006. Estudio de metales pesados en suelos bajo cultivos hortícolas de la provincia de Castellon, España. Tesis doctoral, Universidad de Valencia, España. 247 pp.

Perrin, D J; Schiefer, H B; Blakley, B R. 1990. Chronic copper toxicity in a dairy herd. *The Canadian Veterinary Journal*, *31*(9), 629-632.

Perucci, P. 1992. Enzyme activity and microbial biomass in a field soil amended with municipal refuse. *Biology and Fertility of Soils*, *14*(1), 54-60.

Pilsbacher, L; Grubhofer, F. 2002. Quecksilber, Blei und Cadmium in österreichischer Rohmilch-ein Vergleich zufrüheren Analysen sowie zu ausländischen Arbeiten. Wiener Tierärztliche Monatsschrift, 89, 249–253.

Pirrone, N; Costa, P; Pacyna, J M; Ferrara, R. 2001. Mercury emissions to the atmosphere from natural and anthropogenic sources in the Mediterranean region. *Atmospheric Environment*, *35*(17), 2997-3006.

Pongratz, R. 1998. Arsenic speciation in environmental samples of contaminated soil. *Science of the Total Environment*, *224*(1), 133-141.

Poulsen, H D. 1998. Zinc and copper as feed additives, growth factors or unwanted environmental factors. *Journal of Animal and Feed Sciences*, *7*, 135-142.

Prado, G; Noa, M; Díaz, G; Méndez, I; Escobar, I; Vega, S; Gutiérrez, R. 2001. Niveles de plaguicidas organoclorados en leche recombinada de la Ciudad de México. *Revista de Salud Animal*, *23*(3), 200-205.

Puls, R. 1994. Selenium. En: Mineral levels in animal health, 2ª ed. Clearbook: Sherpa International, 230-234.

Quiang, L Q; Wang, X P; Li, W; Tong, X; Tong, W J. 2009. The minerals and heavy metals in cow's milk from China and Japan. *Journal of Health Science*, *55*(2), 300-305.

Quinche, J P. 1987. Le cadmium, un element present en traces dans les sols, les plantes et les champignons. *Revue Suisse D'agriculture*, *19*(2), 71-77.

Radostits, O M; Gay, C C; Blood, D C; Hinchcliff, K W. 1999. Veterinary medicine: a textbook of the diseases of cattle, sheep, pigs, goats and horses: 9th ed. London: W.B. Saunders, 1452 pp.

Radzyminska, M; Smoczynski, S S. 2006. Stall and pasture feeding as a factor potentially affecting the content of detrimental chemical compounds in selected dairy products. *Polish Journal of Food and Nutrition Sciences*, *15*, 179-182.

Rauret, G. 1998. Extraction procedures for the determination of heavy metals in contaminated soil and sediment. *Talanta*, *46*(3), 449-455.

Real Decreto 9/2005, de 14 de enero, por el que se establece la relación de actividades potencialmente contaminantes del suelo y los criterios y estándares para la declaración de suelos contaminados. BOE núm. 15, de 18 de enero de 2005, 1833-1843.

Rivero Martino, F A; Fernandez Sánchez, M L; Sanz-Medel, A. 2001. The potential of double focusing-ICP-MS for studying elemental distribution patterns in whole milk, skimmed milk and milk whey of different milks. *Analytica chimica acta*, *442*(2), 191-200.

Robards, K; Worsfold, P. 1991. Cadmium: toxicology and analysis. A review. *Analyst*, *116*(6), 549-568.

Rodríguez Fuentes, H; Sánchez Alejo, E; Rodríguez Sánchez, M; Vidales Contreras, J A; Acuña Askar, K; Martínez Turanzas, G; Rodríguez, O. 2008. Metales pesados en leche cruda de bovino. Revista de Salud Pública, http://www.alfa-editores.com/web. Acceso 9 mayo, 2010.

Rodríguez Rodríguez, E M; Sanz Alaejos, M; Díaz Romero, C. 2001. Mineral concentrations in cow's milk from the Canary Island. *Journal of Food Composition and Analysis*, 14(4), 419-430.

Rodríguez Sánchez, M. 2003. *Determinación de presencia y concentración de metales pesados en leche bronca* (Doctoral dissertation, Tesis de Licenciatura. Ingeniero en industrias Alimentarias. Facultad de Agronomía de la Universidad Autónoma de Nuevo León. México. 86 pp.

Rogers, J M; Stewart, M; Petrie, J G; Haynes, B S. 2007. Deportment and management of metals produced during combustion of CCA-treated timbers. *Journal of Hazardous Materials*, *139*(3), 500-505.

Rosas, I; Belmont, R; Armienta, A; Baez, A. 1999. Arsenic concentrations in water, soil, milk and forage in Comarca Lagunera, Mexico. *Water, Air, and Soil Pollution*, *112*(1-2), 133-149.

Ross, S M. 1994a. Sources and forms of potentially toxic metal in soil-plant systems. In: Ross S M (ed). Toxic metals in soil-plant systems. New York: John Wiley & Sons, 3–25.

Ross, S M. 1994b. Retention, transformation and mobility of toxic metals in soils. In: Ross S M (ed). Toxic metals in soil-plant systems. New York: John Wiley & Sons, 63–152.

Rubio, M R; Sigrist, M E; Encinas, T; Baroni, E E; Coronel, J E; Boggio, J C; Beldomenico, H R. 1998. Cadmium and lead levels in cow's milk from a milking region in Santa Fe, Argentine. *Bulletin of Environmental Contamination and Toxicology*, *60*(1), 164-167.

Rueda, Saa G; Rodríguez, Victoria J A; Madriñán Molina, R. 2011. Metodologías para establecer valores de referencia de metales pesados en suelos agrícolas. Perspectivas para Colombia. *Acta Agronómica*, 60 (3), 203-218.

Saenz, R. 2004. Uso de Aguas Residuales Tratadas en Agricultura y Acuicultura. CEPIS, 26-35.

Sager, P R; Aschner, M; Rodier, P M. 1984. Persistent, differential alterations in developing cerebellar cortex of male and female mice after methylmercury exposure. *Developmental Brain Research*, *12*(1), 1-11.

Salamanca, M A.; Chuecas, L., Carrasco, F. 1986. Heavy metal in surface sediments from three embayments of Central-South Chile. *Marine Pollution Bulletin*, *17*(12), 567-568.

Samiullah, Y.1990. Biological monitoring of environmental contaminants: Animals. MARC Report 37, University of London, 767 pp.

Sánchez-Martin, M J; Sánchez-Camazano, M; Lorenzo, L F. 2000. Cadmium and lead contents in suburban and urban soils from two medium-sized cities of Spain: Influence of traffic intensity. *Bulletin of Environmental Contamination and Toxicology*, *64*(2), 250-257.

Sánchez-Monedero, M A; Mondini, C; De Nobili, M; Leita, L; Roig, A. 2004. Land application of biosolids. Soil response to different stabilization degree of the treated organic matter. *Waste Management*, *24*(4), 325-332.

Sánchez, Triana Ernesto y Uribe, Botero Eduardo.1994 Contaminación Industrial en Colombia. Edit. Tercer Mundo Editores. Departamento Nacional de Planeación. Bogotá. 291 pp.

Santos, E E; Lauria, D C; Porto Da Silveira, C L. 2004. Assessment of daily intake of trace elements due to consumption of foodstuffs by adult inhabitants of Rio de Janeiro city. *Science of the Total Environment*, *327*(1), 69-79.

Sarrubi, A. 2004. El potencial de la fitorremediación para el tratamiento de los hidrocarburos aromáticos polinucleares. [online]. Argentina: ADIS Argentina, Disponible en: http//: www.aidisar.org/ecodirsa8.html. Consultado en noviembre de 2011.

Satarug, S; Baker, J R; Urbenjapol, S; Haswell-Elkins, M; Reilly, P E; Williams, D J; Moore, M R. 2003. A global perspective on cadmium pollution and toxicity in non-occupationally exposed population. *Toxicology letters*, *137*(1), 65-83.

Sauvé, S; Mcbride, M; Hendershot, W. 1998. Soil solution speciation of lead (II): Effects of organic matter and pH. *Soil Science Society of America Journal*, *62*(3), 618-621.

Schäfer, L; Andersen, O; Nielsen, J B. 1986. Effects of dietary factors on G.I. Cd absorption in mice. *Acta Pharmacologica et Toxicologica*, *59*(s7), 549-552.

Scheuhammer, A M. 1987. The chronic toxicity of aluminium, cadmium, mercury, and lead in birds: a review. *Environmental Pollution*, *46*(4), 263-295.

Secretaría de Agricultura de Antioquia. 2010. Departamento Pecuario: *Documento Ganadería,* 2:15-22.

Seoanez, M; Angulo, I. 1999. Aguas residuales urbanas. Madrid. Ediciones Mundi Prensa, 368 pp.

Serdaru, M; Avram, N; Medrea, N; Vlădescu, L. 2001. Determination of trace elements content in biological materials—Measure of industrial pollution. *Analytical Letters*, *34*(9), 1437-1447.

Shand, A; Lewis, G. 1957. Chronic copper poisoning in young calves. *Veterinary. Record*, *69*, 618-621.

Sharma, M C; Joshi, C; Pathak, N N; Kaur, H. 2005. Copper status and enzyme, hormone, vitamin and immune function in heifers. *Research in Veterinary Science*, *79*(2), 113-123.

Shimada, A M. 2005. Nutrición animal. México: Ed. Trillas, 388 pp.

Shoemaker, P A; Ghaemghami, J. 2003. Protecting the public from mercury exposure: Success through microexchange events. *American Journal of Public Health*, *93*(12), 1997-1999.

Siebe, C. 1994. Heavy metal contamination of soils irrigated with untreated sewage effluent in Central Mexico. In: *World Congress of Soils Science*, Acapulco, 3, 398-399.

Silva, F C; Boaretto, A E; Berton, R S; Zotelli, H B; Pexe, C A; Bernardes, E M. 2001. Efeito de lodo de esgoto na fertilidade de um Argissolo Vermelho-Amarelo cultivado com cana-de-açúcar. *Pesquisa Agropecuária Brasileira*, 36(5), 831-840.

Simonete, M A; Kiehl, J D C; Andrade, C A; Teixeira, C F. A. 2003. Efeito do lodo de esgoto em um Argissolo e no crescimento e nutrição de milho. *Pesquisa Agropecuária Brasileira*, *38* (10), 1187-1195.

Simpson, V R; Stuart, N C; Munro, R; Hunt, A; Livesey, C T. 1997. Poisoning of dairy heifers by mercurous chloride. *Veterinary Record*, *140*(21), 549-552.

Simsek, O; Gültekin, R; Öksüz, O; Kurultay, S. 2000. The effect of environmental pollution on the heavy metal content of raw milk. *Nahrung*, 44 (5), 360–363.

Singh, A; Sharma R K; V; Agrawal, M; Marshall F M. 2010. Health risk assessment of heavy metals via dietary intake of foodstuffs from the wastewater irrigated site of a dry tropical area of India. *Food and Chemical Toxicology, 48*, 611-619.

Singh, N; Pandey, V; Misra, J; Yunus, M; Ahmad, K J. 1997. Atmospheric lead pollution from vehicular emissions–measurements in plants, soil and milk samples. *Environmental Monitoring and Assessment*, *45*(1), 9-19.

Smith, R M; Leach, R M; Muller, L D; Griel, L C; Baker, D E. 1991. Effects of long-term dietary cadmium chloride on tissue, milk, and urine mineral concentrations of lactating dairy cows. *Journal of Animal Science*, *69*(10), 4088-4096.

Sola-Larrañaga, C; Navarro-Blasco, I. 2009. Chemometric analysis of minerals and trace elements in raw cow milk from the community of Navarra, Spain. *Food Chemistry*, *112*(1), 189-196.

Soo, Y O; Chow, K M; Lam, C W K; Lai, F M M; Szeto, C C; Chan, M H M; Li, P K T. 2003. A whitened face woman with nephrotic syndrome. *American Journal of Kidney Diseases*, *41*(1), 250-253.

Soria, M L; Repetto, G; Repetto M. 1995. Revisión general de la toxicología de los metales. En: Repetto M (ed). Toxicología avanzada. Madrid: Díaz de Santos, 293-358.

Sun, C; Bi, C; Chen, Z; Wang, D; Zhang, C; Sun, Y; Yu, Z; Zhou, D. 2010. Assessment on environmental quality of heavy metals in agricultural soils of Chongming Island, Shanghai City. *Journal of Geographical Sciences* 20:135-147.

Súñer, M A; Devesa, V; Clemente, M J; Vélez, D; Montoro, R; Urieta, I; Jalón, M; Macho, M L. 2002. Organoarsenical species contents in fresh and processed seafood products. *Journal of Agricultural and Food Chemistry*, *50*(4), 924-932.

Suthersan, S S. 1997. Remediation engineering: design concepts. In: Geraghty & Miller Environmental Science and Engineering Applications. *Boca Raton, FL: CRC Press*.192-201.

Suttle, N F; Mills, CF. 1966. Studies of the toxicity of copper to pigs. 1. Effects of oral supplements of zinc and iron salts on the development of copper toxicosis. *British Journal of Nutrition,* 20, 135-148.

SW-846 EPA Method 3052. 1995. Microwave assisted acid digestion of siliceous and organically based matrices. In: Test methods for evaluating solid waste, 3rd ed, US Environmental Protection Agency, Washington DC.

Swarup, D; Patra, R C; Naresh, R; Kumar, P; Shekhar, P. 2005. Blood lead levels in lactating cows reared around polluted localities; transfer of lead into milk. *Science of the Total Environment*, *349*(1), 67-71.

Tanabe, K; Yokota, H; Hironaka, H; Tsushima, S; Kubota, Y. 2001. Arsenic pollution of groundwater in Bangladesh. *Applied Organometallic Chemistry*, *15*(4), 241-251.

Thatcher, C D; Meldrum, J B; Wikse, S E; Whittier, W D. 1985. Arsenic toxicosis and suspected chromium toxicosis in a herd of cattle. *Journal of the American Veterinary Medical Association*, *187*(2), 179-182.

Thornton, I. 1981. Geochemical aspects of the distribution and forms of heavy metals in soils. In: Lepp N W (ed). Effects of heavy metal pollution on plants, London and New Jersey: Applied Science Publishers.

Tiller, K G. 1989. Heavy metals in soils and their environmental significance. In: *Advances in Soil Science,* 9: 113-142.

Todd, J R; 1969. Chronic copper toxicity of ruminants. *Proceedings of the Nutrition Society*, 28, 189-198.

Tripathi, R M; Raghunath, R; Sastry, V N; Krishnamoorthy, T M. 1999. Daily intake of heavy metals by infants through milk and milk products. *Science of the Total Environment*, *227*(2), 229-235.

Tristán, R M. 2008. Alerta de contaminación por purines ante el cierre de las plantas de reciclaje. El Mundo, publicado viernes 8 de noviembre, Madrid. Consultado: noviembre, 2010.

Troung, P. 2005. Application of the vetiver system phytoremediation of mercury pollution in the lake and Yolo countries, northern California. Disponible en http://www.vetiver.org/USA_Yolo. Consultado: octubre 2010.

Tsuda, T; Babazono A; Ogawa T; Hamada H; Mino Y; Aoyama H; Kurumatano N; Nagira T; Hotta N; Harada M; Inomata, S. 1992. Inorganic arsenic: a dangerous enigma for mankind. *Applied organometallic chemistry*, *6*(4), 309-322.

Underwood, E J; Suttle, N F. 1983. *Los minerales en la nutrición del ganado*, 2ª ed. Zaragoza: Acribia, 107-169.

Underwood, E J; Suttle N F. 2003. Los minerales en la nutrición del ganado. 3ª ed., Zaragoza (España): Acribia, 637 pp.

Vahter, M. 2008. Health effects of early life exposure to arsenic. *Basic & Clinical Pharmacology & Toxicology*, *102*(2), 204-211.

Vahter, M; Åkesson, A; Lidén, C; Ceccatelli, S; Berglund, M. 2007. Gender differences in the disposition and toxicity of metals. *Environmental Research*, *104*(1), 85-95.

Van Bruwaene, R; Kirchmann, R; Impens, R. 1984. Cadmium contamination in agriculture and zootechnology. *Experientia*, *40*(1), 43-52.

Van Ryssen, J B; Bradfield, G D. 1992. An assessment of the selenium, copper and zinc status of sheep on cultivated pastures in the Natal Midlands.*Journal of the South African Veterinary Association*, *63*(4), 156.

Vanhaecke, F; Vanhoe, H; Dams, R; Vandecasteele, C. 1992. The use of internal standards in ICP-MS. *Talanta*, *39*(7), 737-742.

Vegarud, G E; Langsrud, T; Svenning, C. 2000. Mineral-binding milk proteins and peptides; occurrence, biochemical and technological characteristics. *British Journal of Nutrition*, *84*, (suppl), 91-98.

Vélez, Zuluaga A. 2006. Destino de metales pesados en un suelo tratado con biosólidos provenientes de la planta de tratamiento de aguas San Fernando.Tesis de Maestría, Facultad de Minas, Universidad Nacional de Colombia, sede Medellín, Medellín, 75 pp.

Vicente-Martorell, J J; Galindo-Riaño, M D; García-Vargas, M; Granado-Castro, M D. 2009. Bioavailability of heavy metals monitoring water, sediments and fish species from a polluted estuary. *Journal of Hazardous Materials*, 162(2), 823-836.

Vidovic, M; Sadibasic, A; Cupic, S; Lausevic, M. 2005. Cd and Zn in atmospheric deposit, soil, wheat, and milk. *Environmental Research*, *97*(1), 26-31.

Vitali, M., Petyx, M., Bonacci, S. 1995. Research and sanitary significance of the presence of heavy metals in cow's milk produced in the Province of Rome. *Annali di Igiene: Medicina Preventiva e di Comunita*, *7*(5), 383-390.

Waisberg, M; Joseph, P; Hale, B; Beyersmann, D. 2003. Molecular and cellular mechanisms of cadmium carcinogenesis. *Toxicology*, *192*(2), 95-117.

Wasson, S J, Linak W P, Gullett B K, King C J, Touati A, Huggins F E, Chen Y, Shah N, Huffman G P. 2005. Emissions of chromium, copper, arsenic, and PCDDs/Fs from open burning of CCA-treated wood. *Environmental Science & Technology*, *39*(22), 8865-8876.

Webber, J. 1981. Trace metals in agricultura. In: Lepp N W (ed.), Effect of heavy metal pollution on plants, metals in the environment, vol. 1, London: Applied Science Publishers, 159–184

Wentink, G H; Wensing, T; Baars, A J; Van Beek, H; Zeeuwen, A P A; Schotman, A J H. 1988. Effects of cadmium on some clinical and biochemical measurements in heifers. *Bulletin of Environmental Contamination and Toxicology*, *40*(1), 131-138.

WHO. World Health Organization. 1993. Evaluation of certain food additives and contaminants. Forty-first report of the Joint FAO/WHO Expert Committee on Food Additives. Geneva, World Health Organization: 223 (WHO Technical Report Series, n° 837).

WHO. World Health Organization. 1995. Inorganic Lead. Environmental Health Criteria, nº 165. Geneva.

WHO. World Health Organization. 2001. Environmental Health Criteria on Arsenic and Arsenic Compounds, Environmental Health Criteria Series, nº. 224. (2nd ed.), Geneva.

Williams, C H; David, D J. 1976. The accumulation in soil of cadmium residues from phosphate fertilizers and their effect on the cadmium content of plants. *Soil Science*, *121*(2), 86-93.

Wright, F C; Palmer, J S; Riner, J C; Haufler, M; Miller, J A; McBeth, C A. 1977. Effects of dietary feeding of organocadmium to cattle and sheep. *Journal of Agricultural and Food Chemistry*, *25*(2), 293-297.

Wyatt, C J; Quiroga, V L; Acosta, R T O; Méndez, R O. 1998. Excretion of arsenic (As) in urine of children, 7–11 years, exposed to elevated levels of As in the city water supply in Hermosillo, Sonora, Mexico. *Environmental Research*, *78*(1), 19-24.

Zamora, F; Rodríguez, N; Torres Rodríguez, D;Yendis, H. 2008. Efecto del riego con aguas residuales sobre propiedades químicas de suelos de la planicie de Coro, Estado Falcón. *Bioagro*, *20*(3), 193-199.

Zmudzki, J; Bratton, G R; Womac, C; Rowe, L D. 1984. The influence of milk diet, grain diet, and method of dosing on lead toxicity in young calves. *Toxicology and Applied Pharmacology*, *76*(3), 490-497.

Zuluaga, M T. 2009. Ponencia análisis del marco normativo para la producción de leche. *Coordinación campesina del Valle del Cauca, Cali, Colombia*, 10, 21-24.

FSC
www.fsc.org
MIX
Papier | Fördert
gute Waldnutzung
FSC® C083411

Kolibri 360 GmbH
Ferdinand-Jühlke-Straße 7
99095 Erfurt, Deutschland
produktsicherheit@kolibri360.de

Druck:
CPI Druckdienstleistungen GmbH
im Auftrag der
Kolibri 360 GmbH
Ferdinand-Jühlke-Str. 7
99095 Erfurt